# がん看護から

がん看護の魅力――私たちが
看護師でありつづける理由（わけ）

荒川唱子　編
がん看護研究会　著

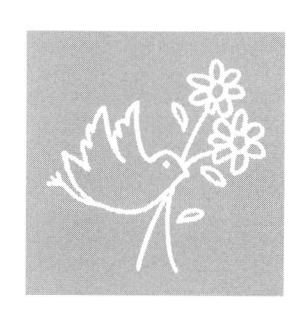

すぴか書房

# まえがき

　がんが「悪性新生物」として死因順位の1位になったのは1981年（昭和56年）、それ以来ずっと首位を占めている。毎年30万人以上ががんで死亡しており、がんは国民病とも言われるようになった。今では国をあげてがん対策に取り組むようになっている。がんに関する研究が進むにつれ診断や治療も変化を遂げ、それにつれて看護のあり方も大きく変わってきている。しかし、がん看護の本質を問うならば、少しも変わってはいないのではないだろうか。

　本書に寄せられた原稿は、がん看護に携わっている看護師たちが自らの思いを率直に書き綴ったものである。編者でもある私は、1998年（平成10年）福島県立医科大学に看護学部ができたことを機にがん看護研究会を立ち上げた。学部の実習を引き受けてくれる病院の看護部長に手紙を書き、研究会への参加者を推薦してほしいと依頼した。そのときに推薦されたメンバーたちが集まったのが会の始まりであった。2か月に1回の事例検討を欠かさずに続けてきた。それ以外に、地域のがん看護に携わっている看護職者たちと学びを共有するために折々のテーマで公開シンポジウムや講演会などを開催してきた。メンバーの入れ替わりはあったが、このように会が持続しているのは、がん看護の追求が看護の本質に触れ、実践を重ねるたびに新たな問いを生み、看護師としての自己を振り返る学びとなっているからなのだと思う。

　研究会発足10年の節目に、私は、参加された看護師たち一人ひとりが、がん看護をどのようにとらえているか、臨床でどのような思いを抱いているのか、本人の声として引き出したいと考えるようになった。それ

が本書のきっかけである。

　がん看護に携わってきたなかで忘れられない体験、経験からの学び、思いを自由に書いてもらった。その後、それを生かしてどのような本にしたいかを話し合った。その結果、自分は「なぜがん看護に携わっているのか、しかも、携わり続けているのか」という原点を見つめる主題が定まった。そこで改めて、「あなたはなぜがん看護に携わり続けているのか？」という問いかけを発して原稿を募った。

　臨床での看護の実際をみれば、特にがんの看護は、困難も迷いも多いことであろう。しかし、その大変さの中に看護師はまた喜びを感じてもいる。看護という仕事が楽でないことは自明であろう。ならば、看護師を辞める理由を殊更探す必要もあるまい。そうではなくて、大変さの中でなお看護師であり続けたいと思わせる看護の魅力、仕事の喜びをこそ声にする必要がある、と思うのである。

　がん看護に携わる看護師の生の気持ちを損ねないように、内容も書き方も枚数も制限はしなかった。寄せられた原稿を読むことは、私にとって至上の時であった。それが、すぴか書房の宇津木利征氏の尽力を得てこのような本のかたちになって出版され、読者と分かち合えるのは、さらなる喜びである。宇津木氏には心より感謝を申し上げます。

　読者は、それぞれの発する声に耳を傾けてほしい。そして読者の気持ちを重ねて、ともに考える、あるいは「自分ならこうだ」と意見をぶつけてみてほしい。がん看護への熱い思いの背景として語り出されたエピソードを読めば、読者にも思いあたることがあるのではないだろうか。

　20篇の原稿をⅠ部とⅡ部に分けたことにそう大きな意味はない。Ⅱ部は、認定看護師や専門看護師でもあるメンバーによるもので、看護師を継続している理由だけでなく、より専門的な知識・技術を学んで一歩先のキャリアを目ざした理由についても触れている。Ⅲ部として、まとめにかえて編集委員による座談会を付した。中堅看護師、看護師長、がん看護専門看護師、教育に携わる者とそれぞれに背景をもつ出席者が、がん看護について看護師が個人として内に秘めてきた思いを表明するこ

とと、それを読ませてもらうことの意味を語り合った。そして、これまでの研究会活動を振り返りながら、これからもがん看護に臨む私たちのあるべき姿を探ることになった。

　皆さんが、患者や家族から教えられたこと、助けられたことを書いている。患者さんに支えられたからこそやってこれたのだ、と。私は、そんな看護師諸姉に対して「あなたたちがいてくれるから、私たち病人はがんばれる」と、患者さんは言ってくださるに違いないと思う。

　2014年　秋

荒川唱子

# 目次

まえがき ..................................................... 荒川唱子 *3*

## I それぞれのがん看護 ── 13

### 私の大切な教師たち ............................................. 安斎 紀 *15*
本気で向かい合うこと　*15*　　何かを伝えることができた　*16*
小児がんの子どもたち──気持ちがわかるのだろうか？　*17*
私のバイブル　*18*　　友人が残してくれた言葉　*19*

### 基本的なケアこそ　疼痛コントロールも告知もなかった時代、
そして今も ............................................... 橋本淳子 *21*
ソセゴンの筋肉注射しかなかった　*21*
嘘の辛さ──やがて何も言わなくなる　*22*
寺本松野先生の言葉　*23*　　決して逃げない　*24*
間を取り持つパイプ役　*24*　　普段の看護から生まれてくるもの　*26*

### 私の原点　初めてがん看護を深く意識したエピソード ...... 舟山明美 *28*
「ありがとう」の言葉はなくても──ハンドマッサージをした夜　*28*
意思決定を支えるとは？　*30*
がん看護の魅力──課題を乗り越えた時の達成感　*30*

### 少しでも心身が楽になりますように
**補完代替療法の魅力と可能性** ........................... 土谷恭子 *32*
立ち竦む初心者からのスタート　*32*
「再発」という現実に向き合える看護を　*33*
癒しの方法があることを知る　*34*　　自然治癒力を高めるハンドパワー　*35*

## がん看護への道
### 看取りに真剣に向き合うようになるまで ......................... 熊田市子 37
がんで亡くなった祖父──「幸せな死」なんてあるのか？ *38*
救命と看取り *38*　　自宅へ帰してあげられなかった患者 *39*
理想の押し付けになっていないか *40*

## 緩和ケアへの関心 .................................................... 﨑山栄子 42
看護学生として関わった終末期患者からいただいた課題 *43*
行き詰まりを救った患者の一言 *43*
看護教員として──実習指導の中で *44*　　緩和ケアチームと看護師 *44*

## 考えつづけていくからこそ得るもの ......................... 星野聡子 46
問題解決思考とは逆の発想 *46*
忘れられない二人の患者さんのこと *48*
人生の糧として、道標として *49*

## がん看護に魅せられて ............................................. 荒川唱子 51
何が「がん看護」なのか？ *51*　　米国での留学体験 *52*
医療者のパターナリズム *53*　　看護に携わる喜びを感じる時 *54*
学ばせてもらう姿勢 *55*　　「がんになってよかった」に拍手 *56*

## がん看護の質的向上を目ざして ............................... 渋木登美代 58
「誰も助けてくれない」という言葉に撃たれて *58*
米国のがん看護に触れて *59*　　緩和ケア学習会、がん看護研究会 *59*
輪を広げよう *60*

## 残された時間を大事に過ごし"最後の仕事"を果たした
## 看護師Ｙさんのこと ................................................ 富永昭子 62
闘病中であったＹさんとの出会い *62*
メッセージ「看護師が患者になって」*63*

自宅で人生の最後を迎える選択　*65*
　　　残された家族の未来を支える大切な会話　*66*
　　　三春の滝桜にみる生命力　*67*
　　　■メッセージ　看護師が患者になって ……………… 服部由美子　*69*

## 支え合いと感謝の気持ち ………………………………… 清水千世　*71*
　　　学びの場として開かれた大学　*71*
　　　支えあう心──ホスピスでの 21 年間の思い　*72*
　　　がん専門病院に就職して　*74*
　　　ある夜勤の出来事──看護師のスピリチュアル・ペイン　*75*
　　　「看護の答えは 1 つではないのですよ」　*75*

# Ⅱ　一歩先へ　看護にできることの追求 ────── 77

## 看護の多様性と創造性　看護師人生を振り返って
　　　………………………………………………… 小石澤ゆかり　*79*
　　　忘れられない 2 つの体験──最初の病棟で　*79*
　　　もっと学びたい──知ることが刺激になる　*81*
　　　自分に見えていることがすべてではない　*81*

## ホスピスナースになれたシアワセ ……………… 戸室真理子　*83*
　　　人生設計　*83*　　　ホスピスにおける自由の意味　*84*
　　　がんの痛みを何とかしたい！　*86*　　　人生の師　*87*

## 同じ看護の一日はない　ハウツーでは解決しないがん看護
　　　……………………………………………………… 氏家由紀子　*89*
　　　患者さんと笑顔を交わす人間性に惹かれて　*89*
　　　正解のないドラマに魅せられて　*90*　　　苦手意識の原因　*91*
　　　一症例は皆の学び　*91*　　　認定看護師として──がん看護研究会の意味　*92*

## ターミナルケアの魅力 ………………………………… 久保木優佳　94
　マーガレット・ニューマンの"健康の理論"と出会って　94
　パートナーシップ──辛い状況にも意味を見いだし成長しつづける　95
　癒し、癒される体験　97　　なぜターミナルケアに魅かれるのか　98

## 「自分で自分のことを決める人が増えるから、
##　　手伝ってあげてね」 ……………………………… 藤本順子　100
　新人時代──たくさんの患者さんに励まされて　100
　「決めた！　家に帰るね」　101　　看護婦への賞状　102
　決　意──認定看護師になろう　103　　声をかけていただける嬉しさ　104
　日常を届けたい　105　　Sさんへ　105

## 思いを理解しよう ……………………………………… 後藤郁子　107
　がん看護研究会に出会うまで　107
　緩和ケア認定看護師を目ざした理由(わけ)　108　　緩和ケアチーム活動　109
　スタッフへのケア　110

## ホスピスナースとして、緩和ケアチーム専従看護師
##　　として ………………………………………………… 千葉久美子　112
　ホスピスへの異動希望　112
　ホスピスケアを病棟で──緩和ケアチーム専従看護師としての経験　113
　訪問看護師との連携　115　　再びホスピスへ　116

## がん看護の道を歩む原動力 …………………………… 幕田　望　118
　一人の患者に「寄り添うこと」の意味を教えられて　118
　弱い自分を救ってくれたのは　119　　光をみつける　121

## 臨床が好きだからそこにいる
### がん看護専門看護師として ............................................. 保坂ルミ　123
なぜ自分は看護の仕事を選んだのか　*123*
看護はもっと何かができるはずだ　*124*
ゆっくりと成長させてくれたもの　*125*
心に生きている患者さんたちへの「ありがとう」　*126*
日々研鑽──到達は新たな道の始まり　*128*
考える看護師であれ　*129*　　仲間がいるからこそ　*130*

# Ⅲ　明日に向かって ——————————— 133
座談会●出席者　保坂ルミ　渋木登美代　安斎　紀　荒川唱子

## 書くことの意味、読むことで伝わるもの　*135*
## 知識、技術、感性、経験　*139*
## 専門看護師の自覚について　*142*
## 事例検討会──同じ事例ということはない　*145*
## がん看護を学び、語り合える拠点として　*148*

(カット　本田美江)

# I それぞれのがん看護

- 私の大切な教師たち
- 基本的なケアこそ
  疼痛コントロールも告知もなかった時代、そして今も
- 私の原点
  初めてがん看護を深く意識したエピソード
- 少しでも心身が楽になりますように
  補完代替療法の魅力と可能性
- がん看護への道
  看取りに真剣に向き合うようになるまで
- 緩和ケアへの関心
- 考えつづけていくからこそ得るもの
- がん看護に魅せられて
- がん看護の質的向上を目ざして
- 残された時間を大事に過ごし"最後の仕事"を果たした看護師Yさんのこと
  ●メッセージ
  看護師が患者になって
- 支え合いと感謝の気持ち

# 私の大切な教師たち

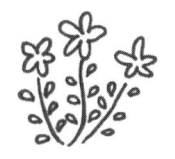

安斎　紀

　看護学校を卒業してから今日まで、私が看護師としてずっと働き続けてこられたその理由は「がん看護」との出会いである。私が今までに出会った多くのがん患者さんとその家族から、私はたくさんの力と勇気をいただいた。そして、かけがえのない命や生きることの意味を教わった。看護師なら誰でも忘れられない患者さんや家族がいると思う。私にもたくさんの思い出がある。臨床経験を重ねるにつれ、私の心の中で生き続ける患者さんがどんどん増えていった。今でも鮮明に一人ひとりの顔が浮かび、その声が聞こえる。苦しいとき、悩んだとき、私はその声を聞きながら看護という仕事を続けることができたのだと思う。
　がんの患者さんに寄り添うとき、彼らの生き方を正面から感じてきた。そして、命ある私が、彼らに恥ずかしくない生き方をすることが私の人生の課題となった。私にできること、私がやらなくてはならないことが何かあるのではないだろうか。私を成長させてくれた彼らに感謝し、恩返しをしなくてはならないという思いを今も抱き続けている。

## 本気で向かい合うこと

　私にがん患者さんと本気で向かい合うことの大切さを教えてくれたのはＡさんだった。ある時、私の何気ない一言でＡさんは急に怒りだした。

その時、逃げることもできたが、思い切って私は「ごめんなさい」と謝った。するとAさんは逆に、私に「こんな姿を見せて悪かった」と言われたのだ。それから、今まで自分を保とうとして平静を装っていたこと、しかしそれも限界で大声を出してしまったこと、そして、どうしようもない不安や辛さを語ってくれた。私はAさんの話を聞きながら流れる涙を止められなかった。Aさんの思いを今までわかってあげられなかったことを謝り、話してくれたことに「ありがとう」と言葉に出して伝えた。その日を境に、Aさんは私に色々なことを話してくれるようになった。

呼吸状態が悪化し、呼吸管理が必要になったとき、私はAさんが大好きだった野草の写真を撮ってベッドサイドに持っていった。すると、非常に苦しいはずのAさんがベッドに起き上がり、「この花は○○だよ」「この草は△△だよ」と眼を輝かせ一つひとつ丁寧に教えてくれた。そして、具合が悪くなるまで毎日書いていた日記を見せてくれた。その手帳の最後のページに私の名前が書いてあり、その横に「心の支え」と書いてあった。私はそれを見たとき、体に衝撃が走った。

がん看護とは、患者に寄り添うとは、患者を支えるとはどういうことか。Aさんは私の心に残る大切な教師である。

## 何かを伝えることができた

私と同年代だったBさんは、自分の病名は知っていたが、病状については十分に説明を受けておらず、治療に対する気持ちもなんとなく他人事という感じだった。Bさんの治療はなかなか効果が得られず、今度の治療が効かなければ大変難しいということを主治医は家族に説明した。しかし、家族もそのことをBさんに言うことはできず、いよいよ明日から治療が始まることとなった。私はそのことが大変気になり、夜勤明けにBさんと治療についての話をした。しかし、依然として他人事のような感じで聞いているだけのBさんに私はだんだんイラついて、

「Bさんが本気で治療を受けなければ治療する意味がない」という意味のことを言ってしまった。

家に帰ってから、Bさんに酷いことを言ってしまったと後悔した。夕方、Bさんの病室に電話を掛けた（当時は携帯電話などなく個室に電話が備えられていた）。電話に出たBさんは無言だった。怒っているのだろう、どうしよう、と考えて私も言葉を出せないでいると、しばらくして、受話器の向こうからBさんのすすり泣きが聞こえてきた。そして泣きながら「安斎さん、俺死にたくないよ…」と言う声が聞こえた。私は驚き、私も泣きながら「わかったから、わかったから、大丈夫だよ、大丈夫だからね」と答えるのが精一杯だった。

その後のBさんの治療に取り組む姿に変化を感じた主治医が「Bさん変わったね」と気づいたので、私はこの出来事を主治医に伝えた。主治医は私を責めることなく、「看護師さんはいいなあ」と言ってくれた。

私は決して医学的なことは伝えなかったけれど、私の気迫にBさんは何かを感じてくれたのだと思う。そして、看護師がこのようなかたちで何かを患者さんへ伝えることもできるのだと教えてくれたBさんも、今は天国で私を許してくれていると思う。

## 小児がんの子どもたち——気持ちがわかるのだろうか？

8年前から、小児がんの子どもたちとその家族の看護に関わってきた。がんになっても子どもたちは元気だ、と言うと語弊があるが、子どもたちは自分の置かれている状況を彼らなりに受け入れ、真っ直ぐに病気に立ち向かっている。

子どもにとっては病名よりも、自分がどうなるのか？　どうすれば良いのか？　学校へ行けるのか？　友達と遊べるのか？　勉強はできるのか？　家にはいつ帰れるのか？　兄弟に会えるのか？　が重要なのである。体の具合が悪くなければ、治療中であっても、点滴をしていたって遊びに夢中になり、楽しいことを考えて行動する。

あるとき、明日の検査の説明のためにC君の部屋を訪ねた。検査予定を書いた紙を渡すと、C君はその紙を丸めて足で踏んづけた。私が「大人だって検査は嫌だよ」と言うと、私の顔をじっと見ながら「看護師さんは僕の気持ちがわかるの？」と言った。私は「わかるよ」とは言えなくて、ニコッと笑顔をつくって返すのが精一杯だった。子どもの気持ちって何だろう。私に子どもの気持ちがわかるのだろうか？　私は子どもの心の叫びを聴くために心の耳を澄ませ、少しでも子どもの気持ちに近づきたいと思った。

　いつでも子どもたちは元気になることを信じ、辛い治療や検査に耐え、その小さな体と心でがんと闘っている。しかし、どんなに最善を尽くしても、3割の子どもたちは、完治が望めない事実を受け入れなければならない。家族は、愛する子どもを失った現実とともに、それでも生きていかなければならない残酷とも言える時間を過ごす。彼らの思いは私の想像をはるかに超えている。何年経っても「子どもが生きていく方法はなかったのか」と考えてしまう母親。「自分が生きていることが許せなくなる」と思ってしまう母親。そんな家族に寄り添うことが私の課題である。

## 私のバイブル

　私が長年大切にしている「バイブル」がある。それはもう20年以上も前の雑誌『ターミナルケア』の創刊号（1991年4月）である。「ターミナルケアは医療において特殊であるわけではない、あくまでもプライマリケア（基本的医療といっても良い）の一部であり…」（岡安大仁、創刊に寄せて：ホスピスケアの源流に想う）「本当の願いは患者中心のターミナルケアが行われること」（河野博臣、創刊に寄せて：今こそ、生と死のあり方を考える時）「信頼ある人間関係を築くためには真実と正義と誠意が重要である」（河野友信、病名病状を伝えること；その意味と目的）と書かれているのを読み、がん看護も特別なことではなく、看護の基本ではないかと思っ

た。医療や看護はめまぐるしく進歩してきているし、がん看護の世界でも新しい知識が増えて言葉の表現も変化がみられる。しかし、基本的な部分というのはずっと不変なのだ。ターミナルケアのあり方、病名・病状告知のあり方などについて、「本当の願いは患者中心のターミナルケアが行われること」「信頼ある人間関係を築くためには真実と正義と誠意が重要である」と書かれていることは、いま読み返してもうなずけることばかりである。

## 友人が残してくれた言葉

　私は昨年、大切な友人とお別れをした。彼女は新人の時に一緒に入職した仲間だった。彼女は4年間がんと闘い、その過程で一つずつ、一つずつ、いろんなことをあきらめていった。例えば、子どもの入学式に出られないことだったり、子どもにお弁当を作ってやれないことだったり、病に倒れた父親の看病ができないことだったり。元気でありさえすれば普通にできる日常生活の一部分を、少しずつ少しずつあきらめていく、そんな4年間だった。

　彼女は最後に私にこんな言葉を残してくれた。

　「自分の仕事をして…」

　どんな意味だったのだろう。彼女に確かめたわけではないが、彼女が看護師としてできなかったこと、やり残したことを私に託されたような気がした。彼女が残してくれた言葉は、私がこれから何をすればよいのか、どんな役割を果たすべきなのかを示唆してくれた。私のロッカーには、彼女が残してくれたピンクのステート（聴診器）が置いてある。毎朝ロッカーを開けるたびに、それは静かに揺れて、着替える私に「今日も頑張れ、私の分もね」と語りかける。

あんざいもとい
公立大学法人福島県立医科大学附属病院。1985年に看護学校を卒業後、地域の病院

に勤務。その後現在の病院では血液疾患、小児がん、造血幹細胞移植の看護に携わる。2003年がん看護研究会に入会。看護するなかで「想い」を大切にしている。元気の素は病気と闘う子どもたちの笑顔。

●**がん看護研究会と私**…私にとって、「がん看護研究会」の存在は、施設は違っても共に患者さんのために悩み考え行動する仲間がいるという大きな意味を持っている。研究会で語り合った思いやスキルがそれぞれの現場で活かされることが、がん看護の質を上げること、つまり患者さんと家族にとってより良い看護を受けることができることにつながっていることを実感する。2か月に一度開催されるがん看護研究会、そこに集う仲間が増え、がん看護の質の向上と、お互いよりいっそうの交流が深まればと思う。私たちの活動が一人でも多くの患者さんやご家族の生きる希望につながることを願って。

# 基本的なケアこそ
疼痛コントロールも告知もなかった時代、
そして今も

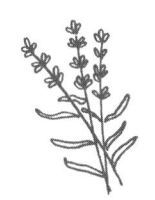

橋本淳子

　私が、がん看護に興味を抱いたのは、今から20数年前のある患者さんとの出会いがきっかけだった。がんの末期には、身体的・精神的・社会的・宗教的な苦痛が混在すると言われており、中でも、もっとも患者さんを苦しめるのは持続する強い身体的苦痛である。今では、WHOのがん疼痛治療方式が一般的な対処方法になっているが、当時はまだがん性疼痛コントロールに対する考えが広く知られていなかった。病名の告知もされていなかった。

## ソセゴンの筋肉注射しかなかった

　D氏はこの痛みの訴えがひどく、訴えがあると痛み止めを使っていた。毎回毎回ソセゴンの筋肉注射である。羸痩(るいそう)がひどく、やせ細った肩、いったいどこに筋肉があるのか、針を打つのに迷うほどであった。痛み止めが効いている時間は短く3〜4時間で訴えてきた。もしかしたら、本当はもっと短かったのかも知れない…。医師の指示は5〜6時間は間隔を空けて、というものであったため、「時間にはまだ少し早いけれど打ちましょうね」と声をかけていた。「注射まであと何分我慢すればい

い?」と患者さんが口にすることもあった。薬剤部からは、ソセゴンの使用頻度が多かったことで何か申し入れがあったように覚えている。それはつまり、ソセゴン使用が頻回な患者さんへ他には何も対応ができていなかったということを意味する。

　悩みながら、せめて注射の痛みだけでも和らげられないかと、筋肉注射の上手なやり方について、角度は、深さは、つまみ具合は…などと同僚と話し合った。「こうやったら痛がらなかったから、次も同じようにやってみて」と、いろいろ試しながら、注射の仕方ひとつをとても真剣に行なっていた。そんな私たちのことを思ってか、Dさんは「淳子さんの注射は痛くないよ」なんて言ってくれたりした。その言葉を聞くととても嬉しかった。そして、Dさんの痛みを何とかしたいという思いはますます膨らんだ。

　私は、がん性疼痛コントロールを学ぶために看護協会の研修会にも参加するようになった。内服困難な患者さんには、塩酸モルヒネ水の注腸法があることや、今では考えられないがMSコンチンの直腸内挿入などの話を聞いては感心して病棟に持ち帰ったものだ。当時は医療者側でも、まだまだモルヒネに対する偏見が強い時代だった。がんの痛みに対する疼痛コントロールは、塩酸モルヒネの内服からMSコンチン、アンペック座薬、オキシコンチン、塩酸モルヒネ持続皮下注・持続静注、そしてデュロテップパッチ、フェントステープなど、今では患者さんの状態に応じて使い分けできるようになってきている。しかし、疼痛コントロール方法についてはまだ不十分であると感じている。私たちがめざしているのは、できるだけ早く患者さんに合ったコントロール方法を見つけて、QOLを維持できるように援助することである。

## 嘘の辛さ──やがて何も言わなくなる

　今では、患者さんに病名を告知することは一般的になった。というよりも、それが常識であるが、当時はひたすら隠すことが当然とされてい

た。「がんなんじゃないか」「もう助からないんだ」という不安と恐怖の中で、患者さんは痛みと闘いながら入院生活を送っていた。

「先生は、胃潰瘍がまた悪さしてるって。今度は時間がかかるんだそうだ」と言うDさん。自分の体がどんどん痩せ衰えていくのを目の当たりにしながら、胃潰瘍なんだという言葉を信じて、いえ信じようとしていた。

病状の進行に戸惑い苛立って「本当に胃潰瘍なのか」と私たちに詰め寄り、でも医師には何も言わない。やがては、私たちにも何も言わなくなる患者さんたちを数多く見てきた。自分の体のことは本人がいちばんよくわかっているのだ。

否認、怒り、取引、抑うつ、受容。臨死患者の心理過程について、私たちはキューブラー・ロスの5段階を教えられた。今どの段階であるのかを考えて患者さんに寄り添う覚悟が必要である、と。しかし、やることをやって、できるだけ早くDさんの部屋から出たいという思いが、私になかったとは言えない。苦しむDさんを見ていられない、嘘をつかなければならないのが辛い、何もしてあげられないのが辛い、そんな思いがあったように思う。

## 寺本松野先生の言葉

そんな時、寺本松野先生の講演を聞く機会があった。
「がんの患者さんの我がままは、なんでも聞いてあげてくださいね。」
「死んでしまうことをわかっているのだから、死んでしまったらできないことなんだから、生きているうちにできることは何でもやってあげましょう。がんの患者さんは我がままでいいんですよ。」
寺本先生はそう言われた。それから、「無理に患者さんを退院させようとしなくていいんですよ、家に帰るより病院に居たほうが幸せな患者さんもいるのだから」という言葉。どれも素直に共感でき、とても新鮮に感じた。

私たちはなぜか、がんの患者さんに対して、病院にいるよりは自宅で少しでも長く過ごすほうが幸せなのだと考えがちである。しかし、人それぞれ環境が違っているので、一律に自宅での生活（退院）を勧めるのではなく、患者さんを取り巻く環境をよく考えて行なわなければならない。肝心なのは、病院か自宅かにこだわることではなく、患者さんが安心できる環境を整える援助をすることなのだ。

## 決して逃げない

　私はDさんに何をしてあげられるだろうか？「私たちには、自分のこころ、気持ちを傾けて患者さんのところに立ち止まることができる」と寺本先生が言っていた。がんイコール死という恐怖の中で、患者さんは「ドアの向こうから誰か入って来ないかな」と待っている、ともおっしゃった。この言葉を聞いて決心したことは、決してDさんから逃げないことだった。何もすることも話すこともなくても、Dさんのそばにいるよう心がけた。
　何もしないのに患者さんのそばにいるのは気が引けてしまう。私はそれでどんな看護ができていたのだろうか。Dさんが亡くなってずいぶん経ってから、Dさんの奥さんに会った。しばらくは病院の近くに足が向かなかったそうだ。その時、奥さんに「Dは淳子さんが来てくれるのをいつも楽しみにしていたのよ」と言っていただけた。私も少しはDさんの心の支えになれていたんだと思うことができた。そう言ってくれていたDさんと奥さんに感謝の気持ちがわいた。
　私は、Dさんと出会ったおかげでがん看護に興味を抱き、今日に至っているのだと改めて思う。

## 間(あいだ)を取り持つパイプ役

　以前は、告知されていない患者さんと接するのがとても辛かった。し

かし、今は告知され病状を知らされ、きちんと理解している患者さんと向き合うのが辛いなと感じることが多い。昔も今も何が辛いかというと、患者さんと向き合う自分が辛かったんだと知った。でも、いちばん辛いのはやはり患者さんである。

## 父との別れから

　私事だが、父を肺がんで亡くしている。はじめは抗がん剤が効いていたが、だんだんにがん細胞が勝ってしまい、薬剤を変更したが効果が得られなかった。その事実を父は知らされ、面会に行った私に「くすりが、効いてないんだと」と話してくれた。自分の父親に何と言っていいかわからず、看護師でありながら不覚にも涙を流してしまった。「お前が泣くと、お父さんも辛くなるだろう」と言われ、必死で涙をこらえようとしたが後の祭りであった。父には申し訳なかった。父がどんな思いで病と向き合っていたのか、今では知る術はない。いちばん身近な家族であっても、なかなか本音で話し合うことは難しい。その間を取り持つパイプ役として私たち看護師が存在するのではないかと思う。

　実際、本人の気持ち（本心）は家族でもなかなか聞き出せない。というか、家族であるからこそ猶のこと踏み込めない気持ちもあるように思う。そこを看護師としてどうサポートできるか、患者さんと家族の支えになれるよう努力していきたいと考える。

## 無言の面会

　Ｅさんという子宮がん末期の患者さんがいた。あまり家族の面会はなかったが、電話やメールはしていたようだった。それぞれ仕事を持っているので、なかなか来れないとＥさんは理解していた。だいぶ体力も落ち、がん性疼痛もあり、がん性腹膜炎の状態である。ある日、休みだった娘さんが面会に来ていたが、Ｅさんはベッドに横になったまま、娘さんはＥさんに背を向けベッドサイドに腰掛けていた。

　Ｅさんと娘さんはゆっくり話ができたのだろうか。思いを語り合うこ

とはできたのだろうか。私は気になって、同僚と話した。Eさんは、この時のことをケアに訪れた同僚に「娘が泣いているのがわかったけど何も声を掛けなかったんだ」と教えてくれた。

　亡くなる日の朝も、Eさんのそばには誰もいなかった。出勤途中の娘さんに電話をし、病院へ向かうよう連絡したが間に合わなかった。Eさんが病院から帰る時、娘さんに、Eさんが同僚に話してくれた話を、そして、私たちも明るくてかわいらしいEさんが大好きだったことを伝えた。それが何の役に立つかはわからない。ただ、娘さんとEさんをつなぐ支えになってくれたらいいと思ったのである。

## 普段の看護から生まれてくるもの

　今回、これを書きながら、遠い昔に読んだ『病人の死をみつめて』という寺本松野先生の冊子[★1]を再び開くことになった。「基本的看護を熱心にする、体を拭く、口腔清拭をする、食事の心配をする、こんなところからわたしたちの看護の、この人に対する看護というのが生まれてくるわけです。ターミナルケアの展開は、基本的なケアをわたしたちはやる、これが出番であるということをよく考えてほしい。別なところにターミナルケアがあるとは決して思わないでほしい」（59頁）という言葉があった。

　がん看護というと、何か特別な看護をしなければと身構えてしまいがちであるが、そうではない。普段の看護をしっかりすることが大事なんだ。そう再確認できた。今後も患者さんの安楽の確保に貢献できるよう、基本的看護ケアに磨きをかけていきたいと思う。そして、普段のケアをとおして知った患者さんの思いを、患者さんと家族の心のつながりに役立てることができたらと思う。私たち看護師は、一人ひとりの患者さんと、その家族をとおして自分自身の死生観を見つめなおし、彼らに

---

★1　寺本松野『病人の死をみつめて』サンルート看護研修センター，1991

導かれながら前に進み成長させられているのだと思う。患者さんは一人ひとり違い、色々なケースがある。その関わりで得たたくさんの情報を次の患者さんに生かして関わっていけるのが看護師である。いま、私は患者さんのことを共に考え、語り合える同僚たちと仕事ができることを嬉しく思う。これからも患者さんを通して成長していきたい。

### はしもとあつこ

地域医療機能推進機構二本松病院。内科・産婦人科・地域連携病棟に勤務異動して7年になる。この病棟には平成22年度から外来化学療法室が設けられ、通院でがんと闘っている患者さんの看護をとおし、仲間とともに日々学んでいる。

●**がん看護研究会と私**…患者さんがどう感じているのか、何を思っているのか踏み込んで聞きだすことはなかなか難しいものです。研究会に参加していつも思うのは、普段からの患者さんとの関わりの中で信頼関係を築くことの大切さです。また、専門職として、患者さんの今だけを見るのではなく、近い将来のことまでも頭に入れて看護することが重要であると教えられました。そして、今回の入院に際しての情報も、次回の入院までを予測して得ておくことが必要であることを学びました。

# 私の原点
初めてがん看護を深く意識したエピソード

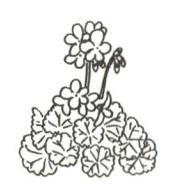

舟山明美

　看護師になって今年で 11 年目になる。最初に配属になった部署は手術室。そこで数えきれないほどのがん患者さんと関わった。手術の間だけの短い時間、ほとんどが麻酔で意識のない患者さんだった。その後、産婦人科・眼科病棟へ勤務異動となり、意識のある患者さんと徐々にコミュニケーションが図れるようになっていった。

## 「ありがとう」の言葉はなくても——ハンドマッサージをした夜

　ある日、婦人科系のがん疾患に罹患した 70 代の女性が転院してきた。がんの終末期で積極的な治療はせず、症状コントロールのみを行なっていた。以前は公務員だったという彼女は、今でいうキャリアウーマンだったのだろうか。人との関わりを好まず、必要最低限のことしか話さない。ADL が低下しベッド上の生活であったため、全介助に近いケアを行なっていた。特に食事のセッティング時には「水！」「多い！」「違う！」とぶっきらぼうな命令口調で事細かく指示されたため、その対応に看護師はとても苦労していた。

　12 月初めのある寒い深夜、私は彼女の部屋に入った。夜間暖房が止

まって冷え込む薄暗い病室内を電気ストーブのオレンジ色の柔らかい灯りが照らしていた。彼女は何も言わない。ナースコールは確かに鳴っていたのに。どうしたのかと尋ねても返事はない。しばし沈黙が続く。強い痛みがあって苦しいという様子ではないが、表情は硬く上半身だけ起き上がり、ただ正面の壁を見ている。いつも突っけんどんな口調の彼女がずっと押し黙ったままそこにいる。

　眠れないのかと聞いてみると静かに頷いた。その瞬間、自分でも不思議なほど、今までの苦手意識や彼女に対する嫌悪感がスッと消えていく気がした。そうだ！　彼女だって不安なのだ。言葉で素直に訴えることができなくても、訴えがなくても、思いはあって当然なのだ！　ちょっとだけ彼女の気持ちに寄り添えたと思えた私は、少しでも安らげたらとハンドマッサージを提案してみた。そんなことに興味はないと、また拒否するだろうなと予想しながら投げかけてみたのである。すると、彼女は首を縦に振った。誰にも弱音を吐くことなく一人で不安を抱え辛かっただろうなと、その時初めて本当にその人の思いに近づけたと感じた。

　その頃はまだ病棟にアロマオイルを使用したリラクセーションなどは浸透していなかった。私はナースステーションにあったハンドクリームでマッサージをし、ボイラーの止まった中途半端な温度のお湯で蒸しタオルを作り彼女の手を拭いた。二人とも無言だった。なぜ、私のこんなケアを受け入れてくれたのだろう。少しは気分転換になったのだろうか、少しでも気持ちが落ち着いただろうか。ケアの後、横になり目を閉じた彼女の口から何か言葉が出てくることはなかった。「ありがとう」と言われたわけでもないのに、ナースステーションに戻ってきた私の心は穏やかだった。私のケアを受け入れてもらえたことが、単純に嬉しかった。

　病室の床頭台の上に小さなクリスマスツリーが飾られて少し過ぎた頃、彼女は静かに逝ってしまった。ハンドマッサージをしたあの夜以降、私は彼女と関わる機会がなかなか来ずそれっきりになってしまったが、あれがあの時の私の精一杯のケアでありコミュニケーションの図り

方だったと思う。
　このエピソードが私にとってのがん看護の原点である。

## 意思決定を支えるとは？

　次に勤務した消化器系外科病棟では、がん告知から手術、化学療法、放射線療法などの治療、疼痛緩和と、がん看護を全体的により深く学ぶことができた。治療がどんなに辛くても最後まであきらめずに一生懸命治療を受ける患者さんから「ありがとう」と言われることも多かった。しかし、その人の苦痛をどれだけ理解して、どのくらい苦痛の緩和を図れただろうかと思うと、自分の力不足に逆に申し訳ない思いでいっぱいになる。在宅療養や看取りとなると、介入はことのほか困難でアプローチが難しい。どんなにカンファレンスを重ねても、家族と面談しても「家に帰りたい」という患者さんの最後の希望を叶えてあげることができなかったことが悔やまれる。

　手術前日に主治医から説明を受けた後、私に「やっぱり手術したくないなぁ…」と、ぼそっと呟くように言った患者さんは、手術後数日で状態が急変し帰らぬ人となってしまった。その時、先輩看護師から、なぜ「今ならまだ考え直せるから、手術を止めることもできますよ」とアドバイスしなかったのかと言われた。衝撃であった。

　看護師としてそこまで立ち入ることができるのだろうか。私が言ったことがその人の今後を決めてしまうかも知れないと思うと、躊躇してしまう自分がいる。治療に対する意思決定を支えることはとても重要である。しかし、もし今後同じようなケースに出会った時にどう関わったらよいのか、実は今でもよくわからない。

## がん看護の魅力──課題を乗り越えた時の達成感

　現在は緩和ケア病棟で勤務している。ここでは、症状マネジメントが

本当に難しいということを感じる。体の辛い症状の増強とともに「死」への不安や恐怖、絶望感など精神的苦痛も大きくなる患者の緩和を図るのは容易なことではない。精神的な不安定さが強く「もうほっといて！」と自暴自棄になってしまう患者、痛みに対しての不安や恐怖から神経質になり、ナースコールから訪室までの時間がちょっとでも遅いと声を荒げる患者の対応など、まだまだ戸惑うことばかりである。その人の心に寄り添い、ほんの少しでも希望を持ち、その人らしく生きることへの力になれたらと思いながら日々関わってはいるが、なかなか上手くいかない。

　人はがん発症から人生の最後を迎えるまでにさまざまな長い身体的・精神的・社会的・霊的経過をたどる。看護師ががん看護に関わると次々に越えなければならない"課題"が山のように出てくる。いつも迷い、戸惑い、人の「命」へ関わることへの重圧感に途中で押しつぶされそうになる。しかし、大、小さまざまな課題を乗り越えた時の達成感は、私が最初にがん看護を意識したあのエピソードに通じる。そして、自分の成長につながっていく。がん看護の大きな魅力はそこにあるのではないだろうか。もし看護師になっていなければ、もし普通に生活していたら決して出会い関わることのない不思議なご縁を大切に、もうしばらくこの魅力の中で頑張ってみようと思う。

**ふなやまあけみ**
宮城県立がんセンター緩和ケア病棟。福島県立医科大学附属病院で勤務し、がん患者さんと関わるうちに「がん」をより専門に深く学びたいという思いが強くなり、平成24年4月より宮城県立がんセンターへ入職する。
●がん看護研究会と私…がん看護は個別性が大きく、その人だけでなく家族や環境を含めて支えていく必要があります。それはとても複雑で、介入が深くなるほど自分の無力さを思い知らされ、情けなくなる。そんな時、同じ病棟で勤務していた方から、がん看護研究会への参加を勧められました。参加するたびに、患者との関わり方を学び、看護の深さを知り、看護師としてやっていく勇気をもらいました。私が今も臨床の現場に立つことができているのは、この研究会との出会いがあったからです。

# 少しでも心身が楽になりますように
補完代替療法の魅力と可能性

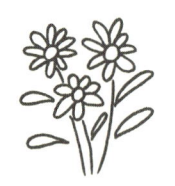

土谷恭子

　私は平成8年に看護師となり、これまで5つの科を経験してきた。入職当初は、がん看護をやりたいという考えには及んでおらず、業務を夢中でこなす日々が続いていた。そして、気がつくといつの間にかがん看護の道に入っていた。いま振り返ると、耳鼻咽喉科頭頸部外科の7年間の経験が大きかったと思う。

## 立ち竦む初心者からのスタート

　耳鼻咽喉科頭頸部外科は、がんの診断から集学的治療、長期療養期、緩和ケア、終末期まで行なっている病棟で、私が配属されたのは就職2年目のことだった。
　がん看護の経験がまったくなかった私は、「原則論にのっとった行動はかなり限定され、柔軟性もない。また、どのようにふるまうことが期待されているのかが分からない」というベナー看護論[1]のドレイファスモデルで言う初心者そのものだった。あらゆるステージの患者さんが持つ不安な気持ちや痛みなど、心身の苦痛を目の当たりにしても、どう

---

★1　パトリシア・ベナー（井部俊子・井村真澄・上泉和子訳）『ベナー看護論；達人ナースの卓越性とパワー』医学書院，1998．

することもできず、患者さんの前で立ち竦むか、逃げてしまうかのどちらかでしかなかった。そして、知識不足による自信のなさから、看護師である自分が「何だか嘘くさい…」といつも思っていた。患者さんの心身の苦痛を緩和することがままならなかったため、当時よくTVに登場していたMr.マリックの「ハンドパワーです」というフレーズを聞いては、「自分にもハンドパワーがあったらなぁ。患者さんの痛いところに触れるだけで痛みが取れてしまうような…」と夢のようなことを、恥ずかしながらよく考えていた。

　しかし、私が接した患者さんの多くは、私のような未熟な看護師に対して、ご自身が辛く苦しい時でも、「ありがとうね」「安心するよ」などの言葉をいつも掛けてくださった。どうしたらそのような言葉が出てくるのだろうか。がんの患者さんたちは闘病を通して魂の質が高くなるのだろうか。そう思わずにはいられないほどだった。やがて、このままではいけない、患者さんの「ありがとう」に見合った看護ができるようになりたいという思いが溢れてきて、がん看護の勉強へのスタートとなった。

## 「再発」という現実に向き合える看護を

　しかし、どんなに勉強したり研修会に参加しても、また看護師としての経験や知識が少しずつ積み重なってきたにもかかわらず、まだ患者さんの心身の苦痛を軽減したり、ニーズを満たしたりするには至っていないという思いが常にあった。なぜなら、いくら最新の治療方法が開発され、設備や機械が整い、医療の向上が謳われても、「再発」という避けられない現実があったからだと思う。

　手術や化学療法、放射線治療を単独で、または集学的に行なって退院しても、再発して再び加療のために入院して来る患者さんのなんと多いことか。そのような患者さんが、「どうせもう死んじゃうんだから」とぽつりと漏らす言葉や、涙ぐむ姿を目にすると、その言動の陰にどれほ

どの思いがあることかと胸が締め付けられるようだった。あんなに頑張って治療したのに…。

　言うまでもなく、がんは再発のリスクが高い病気であるため、患者さんは常に再発のリスクと隣り合わせである。それに伴う不安や怖れ、ショックに対し、「結局のところ、問題は患者さん自身に委ねるだけで、私は何もできていない」という自分の無力さ、至らなさに落ち込み、悩んだ。もちろん、まだまだ勉強不足で、課題が山積していたが、私は患者さんが過酷な治療をされた分、治療効果は高く、副作用は少なく、回復は早く、心は安らかにできるような知識や技術を身に付けたいと思っていた。

## 癒しの方法があることを知る

　暗中模索の中、ある日、看護師休憩室の本棚に、終末期医療のパイオニアであるキューブラー・ロス博士の『死後の真実』[★2]と、米国の高名な精神科医ブライアン・L・ワイス博士の『前世療法』[★3]を見つけた。これらの本を読んで、科学ではまだ証明されていない癒しの方法があること、自分が今まで抱いていた生死観とは異なる世界があることを知り、衝撃を受けた。

　私は補完代替医療に興味を抱くようになり、タッチングセラピーやアロマテラピーを習い始めた。そして、病棟でも少しずつ、最初は個人的に取り入れていった。多忙な業務に追われる中、アロマトリートメントやタッチングを実践することはなかなか容易ではない。短い時間に限られていたが、それでも実際に行なってみると、「あー気持ちいいこと」という感想や、施術中入眠されてしまう患者さん、便秘の患者さんに排便がみられるなどの効果がすぐに現われた。

　この「すぐに」という実感は、看護を理論的に考えたり、倫理的に追

---
★2　E・キューブラー・ロス（伊藤ちぐさ訳）『死後の真実』日本教文社，1995.
★3　ブライアン・L・ワイス（山川紘矢・山川亜希子訳）『前世療法』PHP研究所，1991.

求したりすることが苦手な私にとって、とてもすごいことだった。入院中の患者さんは、疾患特有の症状のほか、不定愁訴、手術や化学療法の副作用など多様な症状を持っていることが多い。クリニカルアロマテラピーは、そのような症状の緩和を図るものだとされているが、自分が効果を実感することで「これは良い」という確信が生まれ、もっと取り入れていきたいと思うようになった。

## 自然治癒力を高めるハンドパワー

　アロマテラピーやタッチングは補完代替療法のひとつであり、ケアリングの手段として活用できるということも学んだ。手を用いて触れる、撫でるなどの行為は、タッチハンガー★4を満たすことができ、それによって、自分自身や他者をあるがまま受け止められるようになるそうである。病気に罹って辛い思いをしている患者さんが、いろいろなことをあるがままに受け入れることができたら、さまざまな面でもっと安楽になれるのではないか。看護師の私はその効果に期待する。

　そして、私が初心者看護師だった時に夢見た「ハンドパワー」も、決して超魔術などではなく、補完代替療法の中で物理刺激療法、エネルギー療法としてエビデンスが得られていることがわかった。誰にでもできて、もちろん看護の技術、ケアの方法の1つなのである。

　自分なりの試行錯誤を経て、患者さんに快刺激を提供することで自然治癒力を高めたいという思いが、私のがん看護の根底に根付いていった。最近では、補完代替医療をカリキュラムに組み込んでいる大学や、研究機関の活動が多く報じられるようになっている。日本緩和ケア学会などでもたくさん発表されている。看護界でも研究が進められているので今後ますます発展していくことだろう。

---

★4　touch（ふれあい）にhunger（飢えている）状態のこと。三砂ちづるさんのエッセー集のタイトル『タッチハンガー──がんばり続けてなお、満たされないあなたへ』（マガジンハウス, 2009）から広まった言葉。

この福島でも、がんの患者さん以外にも、東日本大震災を経験したことから、癒しや安らぎ、自分らしく生きることへの関心が高まり、その実践がクローズアップされてきているように感じる。どうか、どのような状況にあっても自分らしく生きていくことができますように、そのために少しでも心身が楽になりますように。私もさらに学びを深め、看護に活かしていきたいと思う。

### つちやきょうこ

公立大学法人福島県立医科大学附属病院。1996 年よりさまざまながん患者や家族の看護に携わる。2008 年よりタッチやタッチングセラピーなどのエネルギーワークを学ぶ。2009 年日本アロマ環境協会アドバイザー、インストラクター資格を取得し 2011 年同協会セラピストとなる。タッチやアロマテラピーなどを用いて癒しのケアに努めている。

●がん看護研究会と私…がん看護研究会のメンバーの皆さんは、まるでアロマテラピーで用いる精油の一滴のよう。人間性や知性、愛情が凝縮され、パワフルです。いつも私は癒され、励まされ、元気づけられています。スペシャリストである皆さんの導きと助けを受けて患者さんと向き合えることを嬉しく思い、心から感謝しています。

# がん看護への道
## 看取りに真剣に向き合うようになるまで

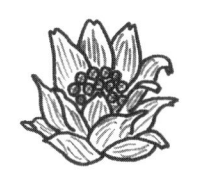

熊田市子

　看護学校を卒業して看護師になり、初めて私が関わった患者は意識障害や麻痺のある患者さんたちだった。まったく意思疎通が図れない方や、瞬き（まばたき）が唯一のコミュニケーション手段の方、自分で話したい言葉が出ず理解できない言葉になってしまう方がいらした。そのような方々は何を思い、何を私にしてほしいと思われているのか、看護に悩む日々だったのを思い出す。その後、救命救急センターに配属となり、不慮の事故やさまざまな理由で突然に亡くなる多くの方の看取りを体験した。当時の私は、心肺停止のような状況になったら、必ず心臓マッサージなど蘇生のための処置を行なうことを訓練された。とにかく、まず救命することが使命であった。そして、さまざまな医療行為や処置を行なっても亡くなると「ここまでやって駄目だったんだから仕方がない」と思い、看取りというケアを意識することははほとんどなかった。「人の死」はあってはならないものであり、救命のために全力を尽くすことだけを考えた。それでも防げなかった「死亡」は仕方のないことと坦々と仕事をしていたように思う。人が死ぬとはどういうことなのか、患者、家族にとってどのような意味を持つのかなどと考えることもなかった。

## がんで亡くなった祖父——「幸せな死」なんてあるのか？

　その頃同居していた祖父が、胃がんと診断され入退院を繰り返していた。私の両親の意向もあり、祖父には告知せず、好きなように生活をさせてあげようということになった。でも、祖父はわかっていたようである。出歩くことが大好きだった祖父は、自分の体調をみながら「次はどこに行きたい」「ここに連れて行ってくれ」と言ってきた。それを叶えてあげるのが私の役割で、それ以外の食事や日常生活上の面倒は、すべて母が行なっていた。そして、迎えた祖父の死。私はまったく涙が出ないという不思議な体験をした。

　いま考えると、あまりにも人の「死」ということに対して坦々と仕事をすることに慣れすぎていて、「祖父が死んだ」事実以外何も感じなくなっていたように思う。その時に、私の両親や叔母、叔父が「じいちゃんの最後は、最高に良かったよね。いい死に様だった。じいちゃんは幸せだったよ」と口々に言い、笑顔の葬式となった。この時、私は「いい死に方、幸せな死」という言葉に違和感を覚えた。「幸せな死」なんてあるのだろうか？

## 救命と看取り

　私が看護師として「がん患者」に向き合うようになったのは、看護師になって15年が経過した頃だった。外科病棟に配属となったのである。約8割ががんの患者さんで、これから手術を受ける方、化学療法中の方、終末期の方などさまざまであった。

　配属後まだ間もない頃、自宅で看取りをすることになっていた終末期のがん患者が、家族が最後まで看取ることができずに入院となった。入院当日、私は夜勤のリーダーだった。その患者は徐々に呼吸が弱くなり、呼吸停止の状況になった。私がまず行なったことは、救命センターの当直医師に「呼吸停止した患者がいるので至急来てほしい」と電話す

ることだった。まず救命しようとしたのである。医師はすぐ来て人工呼吸を行ない、私は必死に心臓マッサージを行なった。当然この処置の時は、家族にはその場を離れてもらっていた。そこへ、主治医が来棟し「もう止めてください。後は僕がやります」と怒ったように言い、人工呼吸も心臓マッサージも行なわず、「家族を入れてください」と言われた。「このままだったら死んでしまうじゃないか」「なぜ救命処置を止めるのか」「なぜ怒っているのか」などと、私の中では納得できない思いが渦巻いたが、主治医は、「近くに寄って手を握ってあげてください。声をかけてあげてください」と家族に穏やかに言われた。そして、家族に囲まれてその患者は亡くなった。患者を見送った後、主治医に「がん患者の看取りをどう考えているんだ」「なぜ救命センターの当直医を呼んだんだ」と言われた。私は、「呼吸停止という急変状態だと判断して救命センターの当直医師を呼んだ」としか答えられず、「看取り」をどのように考えているかについては答えることができなかった。

　当然なのだ。「がん患者の看取り」について考えたことなどなかったのだから。このことは、かなりの衝撃であった。「私の判断は間違っていたのか」「あのような状況では救命することが第一優先ではないのか」と悩み続けた。その後、数々のがん終末期の患者や家族に接し、医師とのカンファレンス、研修への参加をとおして、あの時の私の判断や行動は間違っていたということに気がついた。それをきっかけとして、がん患者に真剣に向き合うようになった。その患者の生き方や思い、家族の思い、医師の治療方針や思いなど、さまざまな情報から「その人らしい終末期のあり方や看取り」を考えるようになったのである。

## 自宅へ帰してあげられなかった患者

　しかし、関わりは多様であり、患者や家族の思い、医師の考えなどがうまく噛み合わない事例もある。本当にこれでよかったのかとジレンマを抱えることも多くなった。今でも忘れられない患者さんがいる。

Fさんは、胃がんで通過障害があり食事が食べられないため、高カロリー輸液に塩酸モルヒネを混注して24時間管を付けていた。家族は息子が1人おられて二人暮らしだった。息子の意向もあり告知はしないという方針だった。しかし本人は気づいているらしく、「本当のことを言ってほしい。何を聞いても驚かない。もし、悪い病気なら自分には家に帰ってやりたいことがあるんだ」と繰り返し、ふらつきながら、たびたび病院の玄関まで行き椅子に座っているという状況があった。私は、主治医と1日でもいいので自宅に帰してあげることができないだろうかと話し合いをした。主治医は、「息子さんとも話したが、絶対無理だと言っている。家族ができないと言ったら帰すことはできない。もうこの話は終わり」と強く言われた。この時の私は、これ以上のことはできなかった。Fさんは、そのまま自宅へ帰ることができずに亡くなった。「彼のやり残したことは何だったのだろうか」「1時間でもいい、本当に帰せなかったのだろうか」と思うと苦しかった。そして、「なぜ息子とじっくり話し合いを持てなかったのか」という悔いが残った。

## 理想の押し付けになっていないか

　このように悶々としていたとき、がん看護研究会の参加者募集の用紙が目に留まった。参加してからの「目から鱗」体験を今もよく覚えている。
　事例検討会でのことである。事例提供者は、終末期におけるがん患者には、「家族が付き添って当たり前だ」「病院であっても、少しでも自宅に近づけられるように家族とともに過ごす時間を多く持つことは必要だ」という信念を持っているようであった。家族の面会が少なく、大変な状況になっても付き添わない家族に対しては、検討会メンバーからも「患者がかわいそう」「家族と話し合って、付き添うように促すべきだ」などという意見が出された。私も同じ考えだった。その時、荒川唱子先生から「家族関係にはいろいろな形がある。私たちには計り知れない事

情や考えがあるとすると、終末期がん患者には必ず付き添いが必要だと思っていいのだろうか」という投げかけがあった。私はハッと気づかされた。今まで自分が疑うことなく抱いていた思いが、終末期がん患者への理想の看取りを家族に押し付けていたのではないだろうか、と。「付き添う家族は良い家族」「面会が少なく、付き添わない家族は悪い家族」と知らず知らず決め付けていた。しかし、患者と家族の関係は生まれたときから続いており、私たちが患者・家族と関係を持つのはほんの僅かな期間なのである。私たちには計り知れない家族関係があるということを踏まえて介入しなければならない。看護師として、援助はどうあるべきか、今も考え続けている課題である。

### くまだいちこ

看護専門学校を卒業後、脳神経外科病棟、その後救命救急センターに配属となり、重症患者の看護に携わる。外科病棟に配属となって多くのがん患者とかかわるようになる。現在は南東北グループ医療法人財団健貢会総合東京病院に勤務。

●**がん看護研究会と私**…当時の私は、がん看護とは何か、患者やその家族への対応に自信が持てずに悩んでいました。自分の悩みが解決でき、また新たな知識を得たいと考えて参加しました。そこで出会えた看護学部の教員はじめさまざまな施設のがん看護に携わっている方々は、真剣にがん患者と向き合っている人たちばかりでした。そこでの話し合いからたくさんの気づきを得ました。患者や家族との出会い、臨床で共に働く看護師や医師との出会い、そしてがん看護研究会の皆様との出会い。今の私があるのはこれら多くの出会いがあってのことです。

# 緩和ケアへの関心

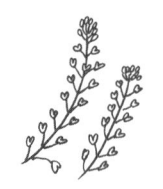

﨑山栄子

　がんは、日本において昭和56年より死因の第1位であり、現在では年間30万人以上の国民ががんで亡くなっている。治療法だけでなく、がんとともに生きる患者へのケア、緩和ケアの質が問われている。
　WHOの緩和ケアの定義では、「緩和ケアは生命を脅かす疾患による問題に直面している患者とその家族に対して、疾患の早期より行われる積極的で全人的な医療・ケアである」とされている。緩和ケアは患者の状態に応じて、さまざまな療養の場面において切れ目なく適切に提供される必要がある。そして、患者と同様にその家族もさまざまな苦痛を抱えていることから、患者のみならずその家族に対しても心のケア等の適切な援助を行なう体制を整備していくことが求められている。しかし、現状をみると、緩和ケアやホスピスケアを勧められると患者は医療者から見放されたという不安を強く感じることが多い。積極的な治療から緩和ケア中心の治療へと移行するためには、患者が自らの疾患を受け止め緩和ケアについて十分理解できるような、看護師の支援が重要だと言われている。
　しかし、どうしたらそのような支援ができる看護師になれるのだろうか。それを考える時、必ず思い出される患者さんのことから書いていこう。

## 看護学生として関わった終末期患者からいただいた課題

　看護学生として実習で関わった終末期の直腸がんのGさんとのこと。Gさんは告知をされ余命数か月ということであったが、実習の学生に対して、病気を知った時の衝撃、葛藤について話をしてくれた。それなのに、私は初めて関わる緊張で、Gさんの病室になかなか行けなかった。そして、毎日挨拶をするだけでコミュニケーションを図ることができなかった。自分から距離を置いてしまい、話を聞くこともできない日々が続いた。

　受け持ち1週目が過ぎようとしていた。Gさんは私に「怖がらないで何でも聞いていいよ。遠慮されるほうが辛いよ」と言われた。衝撃だった。すべてを見透かされていたように感じ、恥ずかしさと同時に、何もできない自分を責めた。しかしその後、気持ちを奮い立たせ、少しずつコミュニケーションをとることができた。数週間のGさんとの関わりから多くのことを教えていただいた。この実習を終えてから、Gさんに何かもっとできることがあったのではないかと反省した。それはずっと私の課題として残った。

## 行き詰まりを救った患者の一言

　看護師となり、終末期の食道がんのHさんの担当となった。家族は妻との二人暮らし。妻の献身的な支えがあり療養生活を送っていた。H氏は必要な時に話をする以外は医療者とは関わりを持たず、印象に残っているのは、常に妻が寄り添っている姿である。

　病状が一変し疼痛コントロールがつかない状況で、病気への葛藤や苛立ちで妻にあたる日々が続いた。担当看護師として、ただHさんの思いを聞かせていただく毎日となった。そして、何もできずにいた私は、担当であることから逃げたいと考えるようになった。H氏との関わりについて検討するため、担当チームでカンファレンスを毎日行なっていた

が、具体的にどのようにしたらいいのか、行き詰まっていた。数日後、体の向きを換えた際、「ありがとう。少し楽になったよ」と言われた。私はその言葉に癒され、救われる思いがした。そして、看護とは何かという問いに対する答えが一瞬、そこに見えたような気がしたのだった。

## 看護教員として——実習指導の中で

　今は看護教員として学生の指導を行なっている。直接患者や家族の方と関わる機会はなく、臨床での看護について考えることも限られている。しかし、実習指導の中で、学生が患者さんに向き合う姿勢から看護とは何かを考えさせられている。死生観を問われることも多い。

　看護学生は実習を開始した当初は、患者との関わり方で悩み戸惑うものの、患者と真剣に向き合い、寄り添い、看護を実践していく。そうした学生をとおして、私自身、これまでに経験してきたことを振り返る機会となっている。改めて緩和ケアに対する興味も強まり、新しい動向を知るとともに専門的な知識を得たいと考えて学習を続けている。そして、がん看護研究会にも参加した。

## 緩和ケアチームと看護師

　現在、緩和ケアとして行なわれている治療のほとんどは、病院でも自宅でも同じように行なうことができる。内服薬による治療ばかりでなく、点滴などの処置が必要な場合でも、自宅でも継続もできるようになってきている。

　患者と家族の考えや希望は、病状の進行とともに変化する。その変化に真剣に寄り添い、専門的知識を提供して、よりよい療養の場を整えることができるよう支援していくことが必要である。そのような支援によって、患者と家族は緩和ケアについて理解し、治療方法や療養の場の選択ができるようになる。

がん対策基本法（2006年）に、がん患者のQOLの向上のために、疾患の早期から緩和ケアが提供される体制をつくることや在宅医療を推進することがあげられている。その体制づくりとして、各医療従事者が専門性を持ち、より質の高い医療を提供する目的で"緩和ケアチーム"が結成されている。チームと言うからには、各専門職者がそれぞれの立場で意見を出し合うことが大事である。患者の体と心の辛さなどの治療のほか、患者さんの社会生活や家族を含めたサポートを行なうためには、看護師の役割がますます重要になってくる。2010年に行なわれた診療報酬改定から緩和ケアチームに診療加算が算定されることになった。これからはチーム医療の質が問われることになる。私も看護教員という立場であるが貢献できることがあるのではないかと思っている。これからも、一生勉強、一生看護師であるために、がん看護研究会の皆様と共に学び続けていきたい。

**さきやまえいこ**

ポラリス保健看護学院。看護師として病棟勤務後、看護学校の教員として学生と共に「看護とは…」について日々学び続けている。

●**がん看護研究会と私**…数年前、ある方の紹介で、がん看護研究会のことを知った。日々の葛藤や悩みをメンバー間で話し合い、少しでもよいケアを考えていることに感銘を受けた。現在は教員の立場であるが、緩和ケアに関する専門的知識を学びたいと思い、参加させていただくことになった。

# 考えつづけていくからこそ得るもの

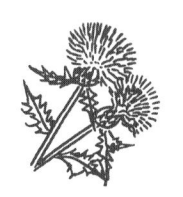

星野聡子

　今までの自分の看護を振り返ってみると、私はどれだけ多くのがん患者さんやそのご家族にたくさんのことを教わり、助けられ、支えられてきたことだろう。教わったことの中には、まさに人生の先輩からの教訓のようなものもあった。私は看護師として患者の力となり、その人やご家族を支え、看護ケアを提供するという役割があり、それを仕事としてきた。看護師は専門職であり、「プロフェッショナル」としてはどうなのかと問われるのが本来なのかもしれない。しかし、私の頭にまっ先に浮かぶのは、患者さんやご家族に力をいただき、教わることの方が多かったのではないかという思いなのである。
　そのお一人お一人のお顔が思い出される。ふとした時、季節がめぐるなかで「○○さんがこんなことを言っていたな」と思い出したりする。同時に、自分にどれだけのことができていたのだろう、と考える。今となっては叶わないが、ぜひお一人お一人に直接お尋ねしてフィードバックをいただきたい。きっと、叱咤激励されるにちがいない。

## 問題解決思考とは逆の発想

　臨床での業務の多忙さに追われるなか、がん患者さんやご家族はもっと違った看護ケアを求めていたのではないだろうか、もっと看護師とし

てできることがたくさんあったのではないだろうかと悶々とする日々が続いた。

　悶々としていた自分を客観的に見つめ、何かできることはないのかを考えるとともに、力をつけたいと思って、5年前に大学院の扉を叩いた。やがて1つの問いを意識するようになり、研究テーマへとつながっていった。

　研究では、幼児期から青年期にあるお子さんをもつ壮年期の乳がん患者さんのインタビューを行ない、母親である乳がん患者が、ご自身の病気について子どもへ伝えていくなかでの思いについて聞かせていただいた。この経験をとおし、患者の持つ力、自分ががんと診断され危機的な状況にあったとしても、母親が子を思い守ろうとする気持ちが存在し、その思いがまた人を強くするということを知ることができた。それとともに、がん患者さんやご家族への支援を考えていくうえで大切なことが見えてきた。

　私は当時、日々の業務に追われながら、目の前にいる患者さんやご家族の求めるニーズに応えられていないという無力さを痛感し、もどかしさを抱えていた。しかしそれは、自分が問題解決型の思考にとらわれすぎていたからではないか、ということに気づいたのであった。

　看護師として何か目に見えるものを常に提供することだけがすべてではない。その人の持つ力を信じて見守ること、その経過を共有することの意味を、それまでの私はぼんやりとしか考えていなかった。

　極端に言ってしまえば、看護師である自分が思うほど、患者さんやご家族は直接的な看護ケアを求めてはいなかったのではないか。そんな、まったく逆の発想からも考えることができたとき、私は何か力みすぎていた力がふっと抜けたように感じた。もちろん、その人にあった看護を提供するには、患者さんやご家族がどんなことを大切にし、求めているのか、どうなりたいと思っているのかを丁寧に聞き、知ることができなければならない。要はバランス感覚なのだと思うが、これらのことを上手に的確にとらえるとともに、関わりの中からたくさんのことをキャッ

チしていける力をつけていきたい。

## 忘れられない二人の患者さんのこと

　忘れられない二人の患者さんがいる。30代で消化器がんと最後までたたかった3人のお子さんの母親のMさん。Mさんの夫に「星野さん、もう、残りの時間が短いということを子どもたちに話そうと思うんだけど、それでいいですよね」と声をかけられた。Mさんが亡くなってしばらくして、夫は他部署に出向していた私を訪ねてくれた。「少し落ち着きました。やれることはできたから。子どもたちも、（話していたから）なんとか。本当にありがとうございました」という言葉をくれた。

　成人前の2人のお子さんを持つ母親で、乳がんが再発して治療を続けていた50代のNさん。積極的治療が難しい状況で、私たち看護師側の本音からすると、Nさんの残された時間を考えて、緩和ケア科への転棟を勧めたいと思っていた。しかし、主治医はそのことを最後まで言いださなかった。Nさんは私に「星野さん、私ね、もう自分の病気が治らないことはわかっているの。でもこうして時間を過ごしている間に新しい薬が開発されないかなぁと思っているのよ」と言った。それを聞いた時、自分が思っていたこと（緩和ケア科への転棟）は固定観念であったことに気づいた。主治医が言いださなかった理由がわかった気がして、自分のほうこそ浅はかだったのかもしれないと思った。

　しかし、最期の時、夫はNさんの治療中から目いっぱいの状態が続いており（どちらかというとNさんが夫を支えていた状態だった）、お子さんたちにはNさんの病状があまり伝わっていなかった。亡くなられた時の、「お母さん!!」と悲鳴とともに泣き崩れたお子さんたちの姿が目に焼き付いている。夫へのサポートに気をとられるあまり、お子さんにまで目を向けられなかったことが今でも悔やまれる。

　このお二人の患者さんとの出会いと別れをもう一度見つめる作業は決して楽なものではなかった。しかし、これから出会うがん患者さんやご

家族にお返ししていきたい。親のがんを子どもへどのように伝え家族で共有していくのか、その治療経過においてどのようなサポートが必要かを考えたい。その思いが、研究の、そしてその後の看護師であり教員として歩む自分を支える原動力となった。

## 人生の糧として、道標として

　私は現在、縁あって看護教育の仕事に携わっている。そこである看護学生から直接、「大学院に行って答えは見つかったんですか」と問われ、ハッとしたことがあった。まだ答えを出せていないことがたくさんあるし、考えれば考えるほどわからないと感じることも多い。しかし考え続けていくからこそ得るものがあり、意味があるのだと思っている。

　今は患者さんやご家族との直接的な関わりは少ないものの、学生の実習をとおして、学生と一緒に、学生の人数と同じあるいはそれ以上の数の患者さんと関わらせていただくことができる喜びを感じている。学生と一緒に患者さんやご家族への関わりを考えていくなかで、自分の今までの看護を見つめることにもなる。臨床の看護師の方々にも親身に関わっていただき、看護の楽しさや魅力を改めて感じる素敵な機会をたくさんいただいている。これからも、お一人お一人の患者さんやご家族との出会いを大切にしていきたい。

　それにしても、看護師として出会った多くのがん患者さんやご家族のお一人お一人の生きた証が自分の中に刻まれているような気がしてならない。がんという病気になって、人は改めて"生きる"ということを考えると思う。その"生"をそばで見つめ、その人やご家族のお手伝いができること、その出会いから教わることがたくさんあることががん看護の魅力の1つであり、重みであると思っている。その大切な重みを忘れないことが大事であり、日々看護師としてはもちろん自分の人生の糧として、道標として、一歩一歩、歩んでいきたい。それがこの仕事に就いた自分にとっての責務であると思っている。

2011年3月11日の東日本大震災を経験し、避難を余儀なくされたり、自分の治療を優先することが難しくなるといった多様な難しさが加わったことによって、危機的な状況に置かれたがん患者さんやご家族も数多く存在している。福島を離れ、避難されて関東圏で生活されているがん患者さんやご家族も多くいらっしゃる。福島を思い、自分にできることを考えながら、がん患者さんやご家族への支援をこれからも続け、私自身も成長していきたいと思っている。

### ほしのさとこ

城西国際大学看護学部。がん専門病院で勤務した後、現在は看護教育の仕事に携わり日々勉強中。研究テーマとして、お子さんをもつ乳がん患者さんが、お子さんへ病気に関する情報を伝え治療経過を共有していく過程への支援を追求している。

●がん看護研究会と私…福島県立医科大学看護学部に就職し、上司の荒川先生にお声をかけていただき、研究会に参加するようになりました。在職していた2年間、右も左もわからない状態でしたが、事務局のお手伝いをさせていただくことになり、荒川先生はじめ研究会の皆さまには温かいご指導を賜りました。研究会での出会いに助けられることは非常に多く、心から感謝しています。私にとってがん看護研究会は、新たな知識を共有し、看護をしていくうえで大切なことを確認できる、看護に対する考えを深めていくことができるとても貴重な場所でした。事例検討では、福島県内の医療現場でがん看護の中心となっている看護師の方々の生の声を聞けたことが良い刺激になりました。また、ここでお会いできる大先輩の看護師の方々に、学生の看護学実習においてもお世話になりました。学生と一緒に患者さんやご家族へのケアについて考え、多くのことを教えていただけたことは、私にとって大きな財産です。本当に、学生とともに育てていただいたという思いです。「人」との関わりをとおして学ぶことの多さと魅力を改めて感じます。

　研究会の事例検討で、印象に残っている荒川先生の言葉があります。「自分の行なったケアがその人にとってどうであったのか、直接、相手からフィードバックをもらうこと」。とても勇気がいることですが、患者さんやご家族をより知ることができ、いただいたフィードバックをもとに振り返るなかで自分自身の成長にもつながるのだと思います。また、先生には教育における学生との関わりにも同じことが言えるということを教えていただき、私の胸に刻まれています。

# がん看護に魅せられて

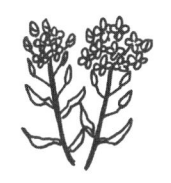

荒川唱子

　「がん」という病気について聞かされたのは、私が小学3～4年生の頃だったと思う。母から祖母が乳がんで苦しみつつ亡くなったことを聞かされた。初めは米粒程のものが触れるくらいだったが次第に大きくなり、最後には血液がほとばしるくらいになり相当苦しかったとのこと。祖母が亡くなった時、私は母のお腹の中にいたというから会ったことはない。ただ優しいおばあちゃんだったろうなということと、苦しい思いをされてかわいそうだと思った。同時に「がん」という病気は恐ろしいと思った。日本語の「がん」の音を英語にあてると"Gun"で、その意味は銃砲や大砲などであるから、それらで撃たれてダウンするようなイメージが浮かんでくるのである。

## 何が「がん看護」なのか？

　しかし、看護師になってから「がん」いう病気にこだわっていたわけではなかった。循環器科、内科、整形外科、婦人科病棟等で勤務をしているうち、次第に「がん」という病気をもつ人々に対する医療や看護のあり方に注意を向けるようになった。1970年代後半のことである。現在のように「がん」を本人に知らせなかったし、つじつまの合うような「うそ」の内容を患者さんには告げておき、それをさとられないように

しながら看護していたのである。気の利いた患者さんならそれを見抜いてしまったであろうが、たとえそうであったとしても、患者さんは医療者を困らせたりしないように「うそ」の仮面をはがしたりせずに従順に従っておられたように見えた。その当時の患者さん方の懐かしい顔が浮かんでくる。

　40代女性で胃癌の患者さん。抗がん剤の点滴注射を受けながら「夫が再婚するかと思うと悔しい」と涙ながらに話された。今は、この患者さんに対して、どのような思いなのか、悔しいとは何を意味しているのか等々を聞いてさしあげることができれば、どんなに救われただろうかと思うのである。「全人的にケアする」と言いながら、実際には、話を聞いてさしあげることさえできずに片手間で中途半端な看護しか展開していなかったのである。

　また、60代で乳がんの患者さん。自力で移動することができずにほとんどベッド上で過ごしておられた。いつもにこにこされておられたが、いったいご自分の状態をどのようにとらえておられたのだろうか。病に対する不安や苦しみなどはないのであろうか。あるとすれば、それらをどのように処理されているのだろうか。

　患者さんへの思いは募るばかりで、自分にどんな看護ができていたのだろうかと考えると、実に心許ない。

　そのようななかで患者さんは一人また一人と亡くなっていかれた。何が「がん看護」なのか？　患者さんをだまして亡くなるのを待っているだけの看護ってあるのだろうか？　このような看護をし続けていったい何になるのだろうか？　疑問だらけであった。どのようにかしなければ先には進めない、と追い詰められた気持ちにもなっていた。

## 米国での留学体験

　がん看護に関する課題を残しながら米国に留学する機会を得た。ワシントンDCにある米国カソリック大学（The Catholic University of

America）の修士課程で実習をしていた時、乳がんで体格の大きな患者さんであったが、その方の話すことに聞き入った。「乳がんで手術後に化学療法をやって効果を期待しているが、どうなのかはよくわからない。あなたが聞きたいことがあれば、何でも言ってちょうだい。私は自分のことを話してあげるから」と。米国ではがんに対しても隠さずすべてを本人に告げると聞いていたが、それはこのことだったのだ。外へはどのように映っていたかわからないが、私の内面は驚きとショックでいっぱいであった。1週間後、大学に戻ってこのことをクラスメートたちに話すと、「米国だって20〜30年前には患者さんにはがんを告げなかったのよ。そのうち日本でも状況は変わっていくわ」とのことであった。

あれ以来、何年が経過したのだろう。その予想は見事に当たり、今では患者さんにがんを告げるのは当たり前になっている。それには、人権尊重が謳われ、それぞれが精一杯命の限り生きることを支えようとする人々の考え方や社会の変化が大きかったように思う。

## 医療者のパターナリズム★1

少しだけ話を戻そう。日本ではなぜがんを告げなかったのだろうか？その理由は、患者さんがショックのあまり生きる勇気を失い自殺をしてしまうかもしれない、それを恐れてのこととされた。つまり、患者さんは耐えられないであろうと考えられていたのである。医療者の一方的な思い込みである。このことは、医療の世界にパターナリズムが蔓延していたということを意味する。

次のような話を聞いたことがある。がん治療を積極的に行なっていたある病院でのことである。そこで初めて治験が行なわれるようになった時、患者さんに真実を告げる必要があった。それで仕方なく、患者さんにがんであるとの真実を告げた結果、いちばん驚いたのは医師であり看

---

★1　paternalism：父親的な温情主義、おせっかい。

護師であったという。なぜなら、医療者の予想とはかけ離れたものだったからである。がんであることを告げられた患者さんたちは至って元気にされていた。がんだと告げられる前から何かおかしいと勘づいておられ、むしろはっきりと言ってもらってすっきりした。それが表情にも現われたのである。それを聞いて、なるほど人は強いと思った。

## 看護に携わる喜びを感じる時

　ここから徐々に「がん看護に魅せられて」というタイトルに応えていきたい。私は「人は強いと思った」と書いた。がんは不治の病とされ、いったんかかったら死に直結する恐しいものだと認識されている。近年でこそ医学研究の発展により治るようながんも登場してきてはいるが、毎年30数万人はがんで死亡されているのである。がんになった臓器、病期、治療方法、他疾患の有無など、さまざまな要因が予後に大きく影響している。がん患者さんが自分の病後を占うには限界があると思われる。楽観的に解釈したり悲観的になったり、その様相は個別的で、一人ひとりさまざまである。

　がんと告げられた患者さんは多かれ少なかれ、いったんは死の淵に行きつくのではないだろうか。来る日も来る日も闇の中をさまよい日常生活の営みから遊離してしまっていたAさん、どうにかしなければと思い帰宅後に友人や知人たちに電話をかけまくったBさん、がんという悪夢については聞かなかったと否認してしまい明るく振る舞っていたCさんなど。しかし、いつかはそれぞれが真実と向き合い、どのようにか行動のすべを獲得していくように思われる。そのプロセスは実に長い道のりであろうとも。

　同じ所を何度も何度も堂々巡りしながら、いつかはその淵から抜け出していかれる強さを、私はたくさん見てきた。その時の患者さんやご家族が見せる安堵感と言ったらいいのだろうか、苦しんだ者だけが得ることのできる強さと言うほうがいいのかもしれない。そこには何とも言え

ない喜びが待っている。そして、それをともに喜べる私がいる。そのとき、人間は心から強いと思える。そこに至る患者や家族をサポートしていけるのが看護であり、まさに私が思い描く"がん看護"の姿なのである。

　がんという病に向き合うこと自体大変なことである。効果を期待しつつ治療を受けてはいるが、結果が思わしくない時もある。この先どうなっていくのだろうと不安に襲われる。

　たまたま主治医が新しい治療のための薬物が開発されたとの情報を持って来てくれた。他に試す方法も見つからないということでその新薬を服用することになった。するとどうだろう。その効果は明らかだった。みるみるうちに腫瘍は小さくなり手術適応になったのである。患者さんも家族も意気消沈されていた頃とは打って変わり、満面の笑みをたたえてくれるようになった。あれほど弱音を吐いてばかりおられた患者さんに「本当によかったですね、Dさんの真面目な取り組みに神様がお応えくださったのではないかしら？」と冗談を返したりする。看護師としても、患者さんや家族の苦しみや悲しみがある分、それが解決できたときの喜びは何百倍も大きいような気がする。

## 学ばせてもらう姿勢

　筆者ががん看護に携わっていて喜びを感じるのは、苦しんでおられるがん患者さんやご家族が、避けることのできない困難にぶつかりながら、それを打破しようと果敢に立ち向かい解決していけるようにサポートすることであり、やがてその先に待ち構える解決の糸口を見いだせた時である。患者さんやご家族とともに歩み続けることができてよかったと安堵する時である。

　看護師が患者さんやご家族を支えている面もあるが、逆に看護師はがん患者さんやご家族に支えられているということも見逃せない。つまり、看護師とがん患者さんやご家族とは常に相互の関係であると思える

のである。
　看護師をはじめ医師を含めた医療者は、できるだけがん患者さんやご家族のことを知りたいと思う。がんに罹った当事者でなければわかり得ないさまざまな困難がある。彼らはどのように立ち向かったのだろうか、また、立ち向かっていくのだろうか。死の恐怖におののきながら日々を過ごすこと。それは並大抵の努力では成し得ないことであろう。
　がん患者さんやご家族の思いを知れば知るほど、医療者はその体験している現実を教えてもらいながら対応していくことしかできない、との思いを強くする。がんの現実を体験しているのは患者さんや家族のほうであり、看護師をはじめ医療者の知識や理解は二番煎じの域を出ないのである。それゆえ、私たちは常に学ばせてもらう姿勢でがん患者さんやご家族に関わっていくのが妥当であろう。このような関係については、個々の事例のありのままを見つめながら学んでいきたいと思う。

## 「がんになってよかった」に拍手

　平成25年1月15日（火）毎日新聞に「がんになってよかった」と題した記事が掲載された。それはジャーナリスト「鳥越俊太郎さんのマラソンに伴走」された滝野隆浩記者によるものであった。マラソンの途中、たくさんのがん患者さんたちが鳥越さんに話しかけてくる。初対面なのになぜ、との記者の質問に対して、「それはね、死の淵をのぞいた者だけにしかわからない世界なんだよ」と鳥越さんは答える。記者は、病と付き合いながら命をていねいに生きている「同士」たちの交流のようなものを感じたと書いていた。一度しかない人生、このような充実した生き方ができるなら、「がんになってよかった」とも思えるのであろう。拍手！である。

あらかわしょうこ
　元公立大学法人福島県立医科大学看護学部。臨床看護をしていた頃からがん看護に

惹かれる。やがてリラクセーション技法を学び、それによりがん患者や家族、医療者を癒やしたいと考えながら行動している。人々を癒やしてくれるものが大好きである。

●**がん看護研究会と私**…この研究会が存続する限り、メンバーたちも私も共に成長し続けると思う。多くのがん患者さんやご家族、他の医療者たちから「さすが、看護師さん」と言われるような存在になれたらいいな。皆さん、ともにがんばっていきましょう。

# がん看護の質的向上を目ざして

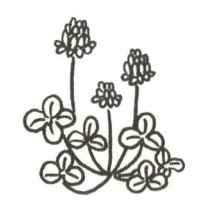

渋木登美代

## 「誰も助けてくれない」という言葉に撃たれて

　看護師としてこれまで多くのがん患者とその家族と関わってきた。外科病棟に配属された時のことである。乳腺外科で治療を継続していたが、終末期を迎えられた方が入院して来られた。その方は、入退院を何度か繰り返して治療を受けていたが、その時には、肺転移による呼吸の苦痛がいちばん辛い症状であった。薬物療法、酸素投与、苦痛軽減を図るためのケアを行なってきたが、苦痛感は増強してイライラ感も増していった。看護師間でカンファレンスを行ない、検討を重ねてもいた。しかし、その方は「私がこんなに苦しいのに誰も助けてくれない」という言葉を残されて亡くなられた。
　がんの治療を行ない、終末期を迎えた方々の多くは苦痛症状を伴う。看護師たちは医療チームの一員として頑張っているつもりだったが、改めて振り返ってみると、不十分な症状コントロール、業務にふりまわされて何か大切なものが見失われている看護、医療者間のコミュニケーション不足など、問題がたくさん見えてくる。「誰も助けてくれない」という患者さんの言葉は看護師を撃つ。苦しい状態にある患者は「助け」を求めているのだ。いちばん身近にいる看護師こそ救いになれるように考え、行動しなければならない、と私は強く思った。

## 米国のがん看護に触れて

　がん患者と家族に対する看護にどのように取り組んでいくべきか考えていた時に、アメリカでの研修会に参加させていただく機会があり、メモリアル・スローン・ケタリング・キャンサーセンターで、病院見学とともに約1週間の研修を受けた。研修はすべて看護師によって担われていた。専門的知識・技術の向上を図るためのシステムが確立されていて、スペシャリストの育成と活用が効果的に行なわれていた。そのような学習的な環境づくりや、患者・家族への指導、パンフレット作成などのすべてが手づくりで行なわれていることも大変興味深いことであった。医療システムの違い、考え方の違いがあることから、米国で行なわれている内容を日本でそのまま実行できるわけではないが、患者・家族のために生き生きと活躍している看護師たちと接したことによって、私の「がん看護」へのモチベーションは大いに高まった。

　研修後、看護部の専門看護技師会[★1]「がん看護」グループに参加するようになった。以来、がん看護の質を高めていくことが、現実的な課題として意識されている。そのためにはどうしたらよいのかを考えて行動するようになった。

## 緩和ケア学習会、がん看護研究会

　院内で緩和ケアチームを立ち上げたいとの動きがあり、1998年より麻酔科医師、専門看護技師会（現副師長会）が中心となり「がん性疼痛緩和研究会」が発足した。毎月1回定例で開催され、テーマは自由で、

---

★1　専門看護技師会：高度先進医療を提供する特定機能病院の指定を受けた福島県立医科大学附属病院の看護師として「患者の要求と必要性に応じ、専門分野について深め看護実務者の中核としての役割を担う」ことを目的に、平成6年度よりリエゾン、感染、継続看護、セルフケア、がん看護の5領域について、専門看護技師会としてグループ活動を行なっていた。がん看護グループは、看護師アンケート調査結果から要望の多かった「がん看護に関する学習会」を年間5回程度開催していた。現在は「副師長会」と名称が変わり、新たな目標を掲げて活動を行なっている。

講義形式、グループワーク、ワークショップなどさまざまな形態で学習を重ねている。また、院内組織として「緩和ケア委員会」「がん看護推進委員会」が設けられたこともあって、緩和ケアに対する理解と協力を得やすくなった。その結果、緩和ケアチームも無事発足して、臨床スタッフの支援組織として活動している。

　会には、講師も受講者も院内院外を問わず、誰でも参加自由であり、患者・家族の方などの協力も得ながら継続してきた。現在は「緩和ケア学習会」と名を変えて、2013年3月の開催で145回目となる。多職種間で学びを分かち合える場は貴重である。これからもさまざまな職種や患者・家族の方などから直接ご意見を伺える場として継続していきたいと考えている。

　医大の看護学部と県内のがん看護に関心があるメンバーが中心となり、「がん看護研究会」が発足することになった。福島県内のがん看護に携わる病院へ呼びかけたところ、参加者は県内全域にわたり、会津方面の看護師もメンバーに加わった。発足から10数年が経過した。今では研究会のメンバーからがん看護専門看護師（CNS）、がん看護関係の認定看護師が多数誕生して活躍している。「がん看護の質の向上をめざす」メンバーの思いが源となって、研究会はこれからも続いていくであろう。

## 輪を広げよう

　おそらく、がん患者が減ることはないであろう。治療研究が発展していくに伴って、看護の質的向上もますます求められる。自分たちの行なっている看護を振り返る機会となる研究会などへ参加することの意味は大きい。

　また、CNSや認定看護師たちがもっと十分活用される必要があると思う。彼らが活躍の場を拡大していくことが、臨床看護の質の向上につながると考えるからである。資格が活かされることが本人のモチベーシ

ョンの向上につながり、病院としても有益なはずである。研究会のメンバーが中心となってそれを証明していけたらいい。

　多くのがん患者とその家族は、入院中も、在宅でもさまざまな支援を求めている。そのような方たちに対して少しでも力になれるような看護師を育成していくことも大きな課題である。その意味でも、研究会は役割を果たすことができると思う。そのためには、研究会の継続だけではなく、メンバーの増員を図ることも必要であろう。県内全体で知識・技術を向上させ、がん看護を推進したいと思う看護師の輪をさらに広げていきたい。

**しぶきとみよ**
公立大学法人福島県立医科大学附属病院看護師長。専門看護技師会（現副師長会）のがん看護グループメンバーとなり、院内で緩和ケア学習会を設立した。現在、緩和ケア委員会メンバー。また、看護部がん看護推進委員会を担当している。
●**がん看護研究会と私**…緩和ケア学習会に参加され、また、日ごろ病棟の患者さんのケースについて相談に乗っていただいていた看護学部の先生と話し合いができる場があればと考えていた私には、研究会の発足は願ってもないことでした。
　研究会は「日ごろのケアはこれでよいのか？」「他の人たちはどのように考えるのか？」ということを職位や病院の壁を越えて話し合う機会となっています。また、県内各地から看護師が集まっているので、地域の事情や問題についてともに考えることができる貴重な機会であり、よい刺激を受けています。研究会主催のシンポジウムでは、研究会で検討された課題を県内の看護師に発信しています。研究会のメンバーからは、がん専門看護師、認定看護師が多数輩出していることも、がん看護の質的向上に大いに貢献していると思います。

# 残された時間を大事に過ごし"最後の仕事"を果たした看護師Yさんのこと

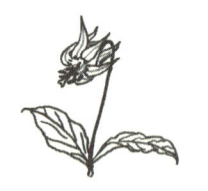

富永昭子

　あの忌わしい東日本大震災の直前、不治の病に命を奪われた職員がいる。平成23年3月9日、看護師Yさん逝去の知らせを受けたとき、4年間病魔と闘い続けた彼女に心から拍手を送りたい気持ちであった。院内にその知らせが静かに広まるなか、あの大地震が起こり大津波が襲った。悲しみの渦中にいたYさんのご家族は、どれほど対応に混乱されたことだろう。

　私は、告別式に参列して最後のお別れをする予定でいたが、病院は被災者対応に追われ昼夜を問わず緊迫した状態となり、職場を離れることができなかった。告別式当日には、病院の対策本部で「最後まで見届けてあげられずごめんなさい。見事でしたよ。本当にお疲れ様でした」と手を合わせYさんに許しを請うた。

## 闘病中であったYさんとの出会い

　看護師Yさんとの出会いは、私が大学病院を退職し、この病院に看護管理者として勤務した平成19年4月のことである。前管理者から引き継ぐなかで、Yさんが病気休暇中で大学病院に入院中であることを知

った。

　前任者と一緒に自己紹介方々お見舞いに伺うと、原因が解明され治療を行なうことで回復できると希望を持っており、「良くなったら頑張りますのでよろしくお願いします」と笑顔で答えてくれた。帰りの車中、Yさんの性格は明るく、よく笑い、仕事を楽しく行なえる職員であったと前任者から聞いた。やがて、Yさんの病は多発性骨髄腫と診断され、予後の期待が難しいことを知った。

　Yさんのご家族は、造園業を営むご主人と、大学生と高校生2人の娘さんだった。ご主人は、診断書持参や事務手続きなど、当院を訪れるたびに私の部屋に寄り近況を報告してくださった。他愛の無い会話から始まり、治療状況、妻を支える夫としての揺れる思い、2人の娘さんの様子、そして、Yさんによく似た性格の娘さんたちにいつも助けられること、外泊ができたら家族で何を思い出にしたいかなど、その時々の思いを話された。その話し方には、自分で自分を説得し納得しようとしている姿があった。私はそうしたご主人の様子から、大学病院では適切な人材活用により、患者さんやご家族に対するサポートがしっかりなされていることを感じ取ることができた。

　Yさんの闘病を支える当院の同僚は、本人を見舞う者、ご主人に電話をする者、自主的に看護協会の会員継続手続きを代行し現役として自覚を持ち続けるよう励ます者と、それぞれにサポート役を担ってくれ、私に報告をしてくれた。そんな支えを受けながら、Yさんは気分が良ければ僅かな時間にも本を広げ、皆からの励ましのメッセージカードを眺めながら病と闘っていた。

## メッセージ「看護師が患者になって」

　治療3年目の夏、Yさんは外泊ができるまでに回復し、杖を支えに私の部屋を訪ねてくれた。笑い声が部屋から外に漏れるほど楽しく会話し、ジリジリと焼ける暑さの中、自宅へと戻っていった。

その夏の終わり、病気休暇3年の期限が過ぎ、厳しくもYさんは退職を余儀なくされた。辞令交付には車椅子で訪れ、贈られた真っ白な胡蝶蘭の花を前に、管理者と同僚と写真撮影をし、退職の区切りとした。同僚は、その笑顔の写真を今でも大事にしている。

　Yさんが退職して間もなく、患者さんの気持ちをより深く理解する研修として朗読会を開催した。それは、当院のがん看護研究会のメンバーが主となって企画したものである。朗読のテキストとして、中山和義氏[★1]の『悔いのない生き方に気づく24の物語』から「死」と向き合っているホスピス患者の思いを伝える数編を抜粋した。人生の最後に何を伝えたいのか、何を悔やむのか、そして、死を見つめなおし、生きている間に本当に大切なことに気づく必要があるということを伝える内容だった。

　メンバーは、それにYさんの体験を加えたいと考えた。Yさんには、患者になった体験を職員が聞くことで看護を見つめ直したい、そのための研修に協力してほしいと説明し、原稿を依頼した。Yさんは「上手く書けるかな。立派なことは書けないんだけど」と言いながらも目を輝かせ、すぐに「頑張って書いてみたい」と返事を返してくれた。疲れないように、ご家族に代筆をお願いし、執筆期間は長めにとった。ところが、依頼してまもなく「一気に書けた」と早々に原稿を届けてくれた。タイトルは、「看護師が患者になって」（☞69ページ）だった。

　立場が逆転し、看護される立場になってしまった悔しさ、思うことを行動にできないもどかしさと自分への苛立ち、看護師の言動から感じる気配りのうれしさや心の痛み、患者になって感じた看護職に求める気持ちが素直に書かれていた。朗読会当日、メンバーが朗読すると、静まり返った会場にはYさんを思い出し、涙をぬぐう姿やすすり泣く姿があ

---

★1　中山和義：日本メンタルヘルス協会公認心理カウンセラー。心理カウンセラーとしての知識を応用したセミナーや講演活動以外に、テニス普及のためのNPOテニスネットワークを設立、三鷹青年会議所の理事長を務めるなど地域ボランティア活動にも力を入れている。著書『悔いのない生き方に気づく24の物語』フォレスト出版、2009ほか。（中山和義オフィシャルサイト http://www.nakayamakazuyoshi.com/による）

った。この体験記録は、私たち職員に向けた貴重なメッセージであった。それだけでなく、ご家族である娘さんたちへの母親のメッセージでもあると感じた。「看護師が患者になって」は、貴重な体験をした当院職員看護師Yさんの最後の仕事として、これからも職員に伝えていこうと思う。

## 自宅で人生の最後を迎える選択

　Yさんは、入退院を繰り返しながら、24時間がん征圧イベント"リレー・フォー・ライフ"★2の参加を目標に頑張った。ご家族や親戚、友人と共に参加した写真には、支えてくれた多くの仲間に囲まれて満足そうな笑顔があった。Yさんが必死で体調を整え、待ちに待ったイベントだった。それを知っていた私はどんな時間帯であれ参加したいと思っていたので、出張から帰った真夜中、イベント会場へ出かけた。Yさんには会えなかったが、グラウンドに並べられた幻想的な灯りの中、患者さんの心の叫びや支える家族と仲間の願いを苦しいほどに感じながら、私は一人グラウンドを歩いた。

　新しい年を迎えた正月、私はYさんに賀状代わりにお花を贈った。すぐさま自筆の返事が届き、残された貴重な時間をとてもとても大事に過ごしていることが記されていた。そして、平成23年3月、命も終わりに近づいたことを悟り、病院ではなく自宅で死を迎える選択をした。退院して3日目、ご家族が優しく見守る中、料理ができなかったことを子供たちに詫び、大好きなラーメンのスープを口にし、携帯で最後の写真を撮り、小さくなったYさんは息を引き取られたそうだ。

---

★2　リレー・フォー・ライフ：命のリレー。がん患者や家族、その支援者らが公園やグラウンドを会場に交代で24時間にわたって歩き、がん征圧への願いを新たに絆を深め合う寄付イベント。集められた寄付金は、広く対がん活動に使われる。1985年にアメリカ人外科医が、がん患者を励まし対がん活動組織に寄付する目的で、「がんは24時間眠らない」「がん患者は24時間がんと闘っている」をメッセージとしてフィールドを走ったことから始まった。現在では、全米約5,500か所、世界20か国で開催され、日本においても北海道から沖縄まで全国各地で開催されている。

ご主人は、「自分でも納得して残りの時間を本当に大切に過ごして旅立っていった。辛い思い出もたくさん残ったけれど、うれしい思い出もたくさん残すことができた。病院にも良くしてもらった」と言葉を結んだ。

残された時間の一時一時が、限られた選択肢の中で納得した満足の積み重ねであったにしろ、病によって短い人生を閉じなければならないことは本意ではないはずである。薬剤により身体的苦痛を緩和させること以外に、医療者である私達に何ができるだろうか。それはとても難しく、一律に満足のいく答などあろうはずがない。しかし、その人の本意を理解したうえで思いを引き出し、共感し、寄り添い、その時々の思いに心から向き合う努力をすること。そこに、自分の体験をスパイスとして加えたならば、看護者の個性を生かした感動の看護が生まれるのではないだろうか。

## 残された家族の未来を支える大切な会話

Yさんが旅立ち1年半が過ぎた秋、ご主人は"リレー・フォー・ライフ"の実行委員として活動されていた。私は、会場に並べられたルミナリエの中に、ご主人がYさんに書かれたであろうメッセージをすぐに見つけることができた。それは、短い文ながら天国のYさんに宛てた優しさいっぱいの報告だった。ご主人は、忘れることのできない多くの場面が走馬灯のように流れる中、自分へのエールと言い聞かせながら書いたに違いない。この日は、奥様であったYさんへの思いが胸いっぱいに広がり、より近くに感じられたことだろう。

その後、ご主人とお会いする機会があった。その時に、ご主人は「これからは、自分が体験した家族の想いを周囲に伝えることをしたいと思っている」と話され、Yさんとの間に大切にされている夫婦の会話があることを知った。それは、限られた時間だからこそ確認しておきたかったことだったという。死が近づいたある日、ご主人は「もう一度生まれ

変われたら、自分と結婚するか」とYさんに問いかけた。Yさんはニコッと笑顔を見せ、答えなかったそうだ。しかし、その笑顔と「いやっ」と答えなかったことがすべてを物語る、ご主人には満足できる答であった。僅かとなった時間の中でご主人が確認できた妻のその答えが、今、ご主人の生きる力となり、その時々の決断を肯定できるものにし、自信を持って未来へ進むことにつながっている。

　ご主人の希望であった初めての講演は、当院のがん看護研究会メンバーが企画する緩和ケア研修会で叶えられた。その講演で、ご家族としての辛さだけでなく、会話の持つ大きな力を職員に伝えてくれた。

## 三春の滝桜にみる生命力

　Yさんと一緒に実務を行なうことはなかったけれど、私には看護管理者として継続した関わりができたとの思いがある。その要因には、大学病院のがん看護経験とがん看護研究会での学びがある。豊富な人材を有する大学病院では、専門医、認定看護師、専門看護師、大学の看護教員、MSW、そして地域の医師、訪問看護師、ケアマネジャー等々、さまざまな職種や有資格者との関わりから視野を広げ、学びを深めることができた。

　また、事例の一つひとつを振り返ると、1つとして同じ事例はなく、すべてが学びであり宝となっていた。目先の結果や、1つの物差しでは測りきれない大切なことがあるのだ。このような形でYさんと関われたことは、まさにその大切なことだった。

　季節はめぐり、やがて桜の季節を迎える。三春の滝桜[★3]は約一千年の生命力である。黒々とした太い幹に鮮やかな花の色、すべてを覆い尽くすかのような花の数、その存在感は、時間や角度によってさまざまな

---

★3　三春の滝桜：福島県田村郡三春町にある桜の巨樹。樹齢推定一千年の紅枝垂桜、樹高19ｍ、目通り幹周り9.5ｍ、枝張りは東西22ｍ南北17ｍ。大正11年「山梨県の山高神代桜」「岐阜県の根尾谷淡墨桜」とともに国の天然記念物の指定を受けた日本三大桜として名高い。

表情を見せ、穏やかでありながら観る者を圧倒する。あでやかな桜に魅了されながら、私は生きるパワーを受けとる。今年も、こうして桜を愛でることができる幸せを素直に感じたい。

**とみながしょうこ**

社会保険二本松病院看護局長。福島県立医科大学附属病院に 36 年間勤務。退職後に縁があり生まれ育った二本松の地で看護管理者として勤務し 6 年になる。大学病院で小児外科、乳腺外科を経験するなかでがん看護、在宅看護に興味を持つ。乳腺外科病棟勤務の時期からがん看護研究会に参加している。

●**がん看護研究会と私**…看護経験を積むほどにがん看護への興味が強くなった。がん看護研究会に参加することで、職種による視点やこだわりの相違によって看護結果が異なることを改めて実感した。看護者として苦しみながら深く関われば関わるほどに、味わいのある、より満足に近づく結果を生みだすことができる。ついには、充実感も味わえ、これが看護の醍醐味と感じるようになった。地域の病院では人材も限られ、専門性を活用した個別性のある奥深い関わりがなかなかできない現状にある。がん看護研究会では専門知識に裏づけられた看護の視点を学んできた。それを適切に活用した場合の看護内容の違いを理解する場として非常に有効であると感じている。これからの地域病院が担う看護の役割を踏まえ、当病院の職員にも自らの成長に当研究会を活かしてほしいと、紹介し参加を勧めている。

■メッセージ

## 看護師が患者になって

服部由美子

　今、私は医大の外来で化学療法を受けています。外来での治療が受けられるまでには長い長い道のりがありました。最初は入院して治療を受けていました。何度か入退院の繰り返しでしたが、薬の副作用で白血球が100まで下がってしまい、吐き気も出てきて自分でトイレに行くことができなくなってしまいポータブルトイレを使うことになりました。そして、どんどん体力が無くなり、ついには寝たきりの状態になってしまいました。もちろんオムツを使用しました。この時ほど歯がゆく思ったことはありません。私は看護師で患者さんのお世話をしてきたのに、どうしてこんなになってしまったの？　そんな思いが頭の中をいつも駆け巡っていました。そして、まだ仕事をしていた時に患者さんのつらい気持ちをわかってあげられていたのかなあ、うわべだけの看護になっていなかったかなあと反省させられました。
　看護師さんの一言一言がどれほど私に元気をくれたかはかり知れません。「リハビリをすれば、また自分で歩けるようになるから大丈夫だよ」「無理の無いようにリハビリがんばろうね」本当にありがたかったです。
　また、先のことが不安になり涙がこぼれると、一緒に泣いてくれる看護師さんがいました。若い看護師さんでも、ゆっくり私の話を聞いてくれる人もいました。はたして私はどうだったのか、じっくり患者さんと向き合って話を聞いてあげていたのかと、また反省しました。看護師の何気ない一言で、患者は気になったりへこんだりするのです。そして、今までなんでもなくできたことができなくなって、自分を恨めしく思うのです。どうして私はできなくなってしまったの、ど

うして私が病気になったのと自分を責めて、家族に申し訳ないという気持ちでいっぱいになってしまうのです。

　家で一人でいると、不安で不安で、ひとりでに泣けてくる時も数知れません。そんな時は思いっきり泣いて、あとは楽しいことだけを考えるようにしています。今の私の一番の薬は子供たちの成長です。子供と一緒に話をしたり、体調がいい時には短い時間ですが買い物に行ったりします。気分転換になり楽しいです。あとは、よく笑うことです。笑うことは免疫力を上げるんですよ。

　また、ポータブルトイレを使っているときには、こんなことがありました。ポータブルトイレは、すぐきれいにしてくれるのですが、手を洗いには来てくれませんでした。消毒用のジェルを置いてくれていましたが、やはり私は石鹸を使い、流水で手を洗いたいという思いが日増しに強くなっていきました。そして、思い切って看護師さんにお願いしました。そしたら笑顔で「いいですよ。今、準備してきます」と言ってくれたのです。この時の看護師さんには何回もお世話になりました。ほんとうにありがたいと思いました。私が言う前に気づいてくれればもっと良かったのにと思いました。人の心を読むことは大変なことです。でも患者は、自分の心、自分の思いに気づいてほしいと思っています。言わなくてもわかってほしいと思ってしまうのです。だから、忙しくてもゆっくりと患者さんの話を聞いてほしいのです。きっと、患者さんの心の声が聞こえるはずです。現場に復帰したときに、自分が経験したいろんなことを生かして看護したいと思います。

# 支え合いと感謝の気持ち

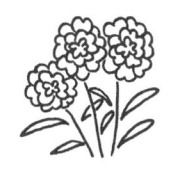

清水千世

## 学びの場として開かれた大学

　14年前、私はホスピス病棟の課長になって2年目であった。待ちに待った4年制の看護大学が福島県にもできるというニュースは、福島県に働く看護師としては言葉には尽くせない喜びであった。大学教育を受けていない私には、大学という存在は羨望であり、いつかはその学びに触れてみたいという憧憬があった。

　そんな折、現場の看護師にも大学は門戸を広げ、私たちに学びの場を提供してくれた。がん看護研究会である。がん専門病院でホスピスの仕事をしている私は、憧れの大学の教室にいると思うだけで緊張した。つい肩に力の入ってしまう私たちを、荒川教授はじめ先生方は鷹揚とも言える態度で、常に優しく、温かく迎えてくださった。事例検討では、現場のもつれた問題を荒川先生がわかりやすく紐解いてくれ、整理された時の、「目から鱗」感は今でも忘れられない。また、ふだん触れることのできない海外のがん看護事情やトピックスも教えていただいた。それが日常の臨床に案外役に立つことが多いのである。私が何より嬉しいことは、研究会の仲間から専門看護師や多数の認定看護師が誕生したことである。皆、研究会から刺激を受け、忙しい現場や家庭がある中、頑張って勉強して資格を取得された。皆さんの活躍は福島県の看護の質の向

上に大きく貢献している。

　平成19年から看護副部長、昨年の6月から看護部長となり研究会に参加できる機会が少なくなり、今は名ばかりの会員になってしまったが、大学の門をくぐって研究会の皆様とともに学べたことは、私の誇りである。

## 支えあう心──ホスピスでの21年間の思い

　今回、原稿の依頼があり、久しく臨床の現場を離れており、がん看護研究会活動停止中の私が受けてよいものかと正直迷った。毎日パソコンに向かい、病床稼動率に一喜一憂し、管理業務ばかりをしていると現場感覚は鈍くなるばかりで、たまに外来で患者さんと話す機会があると、「私って看護師だったのだなぁ」と改めて思う始末なのである。その反面、管理者になったことで、今まで見えていなかったこともたくさん見えるようになった。現場にいた頃は、極端な言い方をすれば目の前にいる患者さんとご家族のことしか考えていなかった。少なからず今は、看護を含め医療を取り巻く環境や経済、政治や法律なども考えなくてはならない。それも大事なことだと思うようにもなれた。そんなところで、私が皆さんにお伝えできることは何があるのだろうかと考えたとき、現場を離れた今だからこそ振り返ることのできるホスピスの21年間ではなかろうかと辿り着いた。

　以下の文章は一昨年の9月に「支えあう心」と題し、青森で行なわれた第15回東北緩和医療研究会のシンポジウムのためにまとめたものである。私のホスピスでの21年間の思いを書かせていただいた。

　　平成2年にホスピス病棟を開設し課長職につき21年間ホスピスケアに携わってきました。思えば光陰矢のごとし、あっという間の歳月です。その中で私は、チームのリーダーとして、雨にも風にも嵐にも、そして夏の暑さにも負けない、強くしなやかで芯のあるチーム作りを心がけマネージ

メントできればと常に考えてきました。

　どうしたらそんなチームが出来るのでしょう…。全人的ケアを提供すべき私たちも何あろう、全人的な存在です。私たちにも身体的苦痛があり精神的苦痛があり、社会的苦痛そして何より、死を前にして成す術を持たない看護者としてのスピリチュアルな苦痛があるのです。「どうしても優しくなれない」「暴力を振るった患者さんに、思わず拳をあげそうになった」ことを看護者として恥ずべき行為であると自責の念に苛まれるスタッフ。「何とかしてあげたいのに何もできない、もっと何かできたのでは」と後悔にくれるスタッフ。「理不尽に怒っている患者さんや家族」の対応に涙を堪えるスタッフ。みんな、みんな私の愛しい大切な仲間です。

　残念ながら、私たちの臨床には、雨や嵐や酷暑はつきものです。なぜなら、死別を前にして患者さんやご家族が生きていくということが並大抵のことではないからです。

　終末期のケアに携わる看護師の多くは、患者さんの思いに寄り添う看護がしたいと、ケアの現場に入ってきます。他人の心に寄り添うならば、それ相応の覚悟と忍耐は必要でしょう。なぜなら、相手は価値観も生き方もまったく違う他人だからです。所詮、理解し合えるなどと思うこと自体が間違いのもとなのです。でも、そこが看護の醍醐味なのではないでしょうか。何でも思うようになったら、それこそつまらないにちがいありません。古典的な言い回しですが、悩んだことや苦しんだことは、すべて自分たちの肥やしになります。お金をいただいて勉強させてもらっていると思えばありがたいではないですか。

　稚拙ながら、私はチームのリーダーとしてスタッフへの全人的なケアに心がけました。部長に何度注意されてもナースステーションの中ではスタッフを「ちゃん」付けで呼び、プライベートには過剰に介入し、自分のプライベートも職場に持ち込みました。職場の中でスタッフが気持ちよく感情表出でき、それを許容できる心の大きいチームづくりが私の目標でした。どんな自分でも受け入れてくれる環境があれば、少々の困難には立ち向かえます。そしてその経験が明日への原動力につながり、喜びや成長に結び

つきます。
　「大切なあなた」というメッセージをすべてのスタッフに惜しみなく送ることは、結局は私にはね返ってきました。ケアを提供すれば、おのずとケアされている自分がいることに気づき、ケアの基本は対象が誰であろうと普遍的なものであると改めて感じ入りました。
　私のほうがスタッフにケアされていたのです。21年という長い歳月、ホスピスでの仕事が続けられたのも、スタッフの大きな支えがあったからでした。

## がん専門病院に就職して

　思い起こせば、昭和53年の秋、就職説明会の場で聞かされた病院の理念に感銘を受け、卒業と同時に迷うことなく坪井病院に就職した日が蘇る。朝夕の通学の途中、東北本線の車窓から仰ぎ見た白亜（今はだいぶくすみましたが）の病院は、いまだに出張帰りなど丘の上にその姿を現わすとホッとし、安堵の思いで帰路に着く。
　入職前、外から見ていた病院は「がんの専門病院」ということもあり、理念である予防啓発、早期発見、集学的治療は理解できても、はたして患者さんやご家族は「がん」と公言している病院においでになるのだろうか？　病院に入院したら世間に「がん」と知れてしまうのではないか、患者さんやご家族はいったいどんな思いで療養しているのだろうなどと、看護の現場に入ることに不安がなかったわけではない。それでも看護師として仕事ができることに胸を膨らませ働き始めた。
　最初は、呼吸器外科病棟に配属になり、消化器外科、一般内科、外来、訪問看護と勤務する場所は変わっても常に患者さんの笑顔に支えられてきた。がんの専門病院というイメージに反し、明るい療養環境に驚きすらあった。8か月の身重な私の訪問看護を待っていてくれたAさん、悔しい思いを抱きながら亡くなったBさん、自分も辛いのに夜勤の看護師を労ってくれたCさん。ホスピスに入りたいと言って無菌室で亡

くなった義妹。そんな患者さんやご家族の励ましに支えられ今日の日があることに感謝したい。

## ある夜勤の出来事——看護師のスピリチュアル・ペイン

　前述したように、私の看護師生活の多くはホスピスにある。なぜ、終末期ケアなのかと考えると、ある夜勤の出来事に原点があるように思う。
　夜中の2時であった。卒後2年目、心電図もそこそこ読めるようになり、ME機器もまずまず使いこなし、優しい看護師との噂もちらほら、自信過剰で仕事が楽しくて仕方がない頃であった。深夜勤でトイレに入ると、隣のトイレから女性の患者さんのすすり泣く声が聞こえてきた。「この息づかいは202号のIさんかなぁ、どうして泣いているのだろう、こんな時間に…？」いろいろと考えているうちに、私は声をかけることができず、トイレから出ることすらできなくなってしまった。術後、一向に良くならない状況を憂いていたのか、離れて暮らす家族のことを思って寂しかったのか、入院が長引いて経済的なことを心配していたのか。もしかしたら、迫り来る死を思い恐怖にさいなまれていたのかもしれない。夜中の2時には、どんなに悲しく辛くても病院の中にはIさんが声を出して泣ける場所はなかったのである。
　そんな患者さんを前にして、何もできない自分自身への問いかけが始まった。看護師としてのスピリチュアル・ペインであろうか。卒後2年目の、生意気な私には必要な経験であった。

## 「看護の答えは1つではないのですよ」

　がん看護研究会の事例検討では、どんな困難な対象にも常に真摯に向き合う看護師がいた。私はいつも思っていた、「この患者さんは幸せだなぁ、亡くなってまでもこんなに看護師の心に思いを遺して」と。もっと何かできたのではないだろうか、どうすることがいちばん良かったの

だろうかと皆懸命に答えを探している。そんな張りつめた、出口の見えない迷路に優しい光を注いでくれたのが、研究会の代表でもあった荒川先生であった。「看護の答は、1つではないのですよ」という言葉が、どれほど私たちの心を楽にしてくれたことだろう。

　気がついたら、看護師人生34年が過ぎてしまった。がん看護や終末期にこだわっていたわけではない。しかし、ここまで続けてこられたのには、やはり理由があるような気がする。あの夜のトイレの記憶もそうである。患者さんの傍に寄り添い、手にする道具が何もなくなった時、自分には何ができるのか、何をすべきなのか。看護師とはどういう存在なのだろうか？　今なお私ははっきりと答えられるものを持っていない。それなのにやってこれたのは、ともに悩み、一緒に働く仲間がいたからである。また、労いや励ましの声をかけてくれた患者さんやご家族もいる。こんな私でも何かお役に立てたのであろう。

　今日まで健康で大好きな看護の仕事に携われてきたことに深く感謝したい。

**しみずちせ**

一般財団法人慈山会医学研究所付属坪井病院看護部長。在宅ケアの延長上にできた坪井病院ホスピスでは、在宅を含め、立ち上げから23年間ホスピスで働いた。
自己診断…管理業務が苦手な看護部長。涙もろく情に流されやすく、一見明るく見えるが根は陰気。好きな言葉は「長いものにはぐるぐる巻かれろ」。完璧O型の小心者です。

## II 一歩先へ
### 看護にできることの追求

- 看護の多様性と創造性
  看護師人生を振り返って
- ホスピスナースになれたシアワセ
- 同じ看護の一日はない
  ハウツーでは解決しないがん看護
- ターミナルケアの魅力
- 「自分で自分のことを決める人が増えるから、手伝ってあげてね」
- 思いを理解しよう
- ホスピスナースとして、緩和ケアチーム専従看護師として
- がん看護の道を歩む原動力
- 臨床が好きだからそこにいる
  がん看護専門看護師として

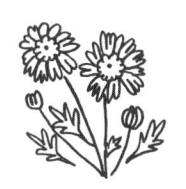

# 看護の多様性と創造性
## 看護師人生を振り返って

小石澤ゆかり
(がん性疼痛看護認定看護師)

　看護師として歩み始め、すでに数十年が経過した。長くもあり、短い時間でもあった。職業人として仕事をどのように継続するか、何をしたいのか、どんな看護師をめざすのか、誰もが考えるような疑問や自問がたくさんあった。

　なぜ、看護師になり、認定看護師をめざしたのか？　質問を受けるたびに、私は初心に帰る。自分の看護師人生を振り返って文章にするのは、今回が初めてのことである。

## 忘れられない2つの体験——最初の病棟で

　看護師を将来の職業にと心に決めたのは小学生の時だった。いちばん身近な女性の職業であり、母からの「女性は手に職をつけたほうがよい」という言葉に違和感を覚えず、そのまま将来の職業にしようと思った。他の職業をあまり知らなかっただけだったのかもしれない。生活を維持するための仕事という選択であった。看護をしたい、人と関わりたいというような思いを自覚するのはもっとずっと後である。そして、看護について考えさせられるようになったのは、実際仕事についてからのことである。

総合病院の一般内科で仕事を始めた。消化器系の患者が多かったが、内科系の患者はすべて収容される混合病棟であった。緊急性を要する病状や安静を強いられる患者が多かった。看護師として働き始めたこの病棟で、二度の忘れられない体験をした。

**救える命がある**
　一度目は、喘息の重責発作の患者を夜間帯担当していた時のことだ。卒後2年目の2人夜勤の相手は同期だった。入院から数日経過し、ステーションからは離れた病室だった。軽い発作が頻回で、喘息患者の不安感への対応を心がけ、吸入している時間をベッドサイドでケアしながら過ごした。しかし、発作は改善せず、私は危機感に襲われ、端座位になっている患者の顔をよく見ようと覗き込んだ瞬間、患者が意識を失くし倒れ込んできた。患者を保持しながら、ナースコールをどのように押し、同僚に助けを求めたか記憶にない。患者は幸い緊急処置が効を奏し、数日後は人工呼吸器から離脱していった。人の命の尊さと、私たち医療者が救える命を実感した。

**医師と患者の信頼関係**
　二度目は消化器系の患者で、吐血による緊急処置を施していた患者であった。安静が強いられた50代の患者は、我慢強く、不安を口にすることも少なく、妻もまた同様で、そばに付き添っていた。病状は日々変化し、看護サイドでも予後を懸念していた。程なく急変し亡くなられた。
　看取りの場にいた同僚から、その日の主治医と患者さんのやり取りの内容を聞いた。主治医は、「俺が助けるから、大丈夫だから心配しなくていい。必ず助けるから」と語りかけていたという。その様が目に浮かび、先生と患者の信頼関係の深さを感じた。また、それ程に関係を築ける人のつながりを素晴らしい、羨ましいと思った。
　看護師として職場で出会う患者はがん患者が多かった。それゆえ最期を看取ることも多かった。経験を重ねていくなかで、ケアの意味を考

え、また自分の看護観を自問する時間も増えていった。

## もっと学びたい──知ることが刺激になる

　看護師として何を行ない、何を知らなければいけないのか、"根拠を持つ"という命題を突きつけられたようで、立ち止まってしまった自分を感じた。自分は何ができるのだろうか、どんなケアをしたい看護師なのかを見失ってしまいそうな時期に、認定看護師という道に導かれたと感じている。

　認定看護師というのがどんな職業的な役割を持ち、どんな業務を行なうのかもわからず、勉強がしたい、学びたいという思いだけでがん性疼痛看護の研修を受けた。研修生の中には、施設から期待された役割をさまざまに担いながら研修に臨んでいる友もいた。私は個人的な学習欲求が大きかった。それだけ考えさせられることも多く、内省する機会となった。1年に満たない研修は辛い期間であったが、私には大変貴重な経験だったと思う。それはまだ活きていて、知らないことを知ることのうれしさや楽しさは刺激的であり、もっと学びたいという思いはずっと変わらない。

## 自分に見えていることがすべてではない

　認定看護師という仕事に就いてから、患者との出会いは病気を患った時点か、人生の終盤かであることが多くなった。患者の人生に関わりながら、命の尊さを感じ、考える。患者は皆それぞれの人生を生きている。看護師はそのようなさまざまな人と関わるのである。そこにさまざまな看護のかたちが生まれる。人との関わりは決して一様ではなく、常に新しく生まれ続けるものだ。そのような看護の創造性に魅力を感じている。

　がん看護、終末期ケアは、看護職にとって興味深い分野である。人としての感性、医療者としての感性や科学的な物事のとらえ方、そして女

性としての気づきや優しさ、強さなどのすべてが必要とされる。そして、人生の終焉を迎えるまでの時間を、患者・家族と共有できる。今ではこれらのことが、私ががん看護に惹かれる理由になっている。以前の、迷いの中で立ち止まっていた自分とは違う。

　自分自身が遺族になった時、想像できない現実があることを知った。実感し、体験しないとわからないことがあると感じた。医療者はすべてを体験できるわけではない。しかし、さまざまな角度から医療を見ることや、自分自身の生を意識することで、患者の体験に近づくことはできると考える。

　また、2011年3月11日の大震災をとおして、自分自身の中で物事のとらえ方や考え方が少しずつ変化していることも感じている。命の尊さと危うさ、運という目に見えないものへの思い、時間の価値、自然への思い、生きることの困難さなどである。そして、目の前で起きている事象には、見えていない局面があることを忘れないようにすること。自分に見えていることがすべてではない、ということである。

　人として、看護師として、自分ができることを精一杯行なっていきたい。

### こいしざわゆかり

公益財団法人星総合病院。福島県田村市出身、神奈川県・東京都で勤務し、平成8年より星総合病院に勤務する。平成17年がん性疼痛看護認定看護師資格取得、施設内で緩和ケア活動を横断的に実施している。平成25年1月より緩和ケア病棟勤務。4月より泌尿器科・整形外科の混合病棟勤務。
●がん看護研究会と私…がん看護研究会は私が認定看護師をめざした原点です。がん看護を深めたい、学びたいとの思いだけで、発足当初から参加させていただいています。認定資格を取得した後、活動の基盤を作ることができたのは研究会があってのことと振り返ります。福島県内のさまざまな看護師との出会いにより多くの刺激と学びを得て、ネットワークの構築もできました。看護師人生になくてはならない大切な人々との出会いがありました。今後どんな形に変化しようとも、仲間、友として共にこの地に、この時を過ごしていきたいと思います。みなさんありがとう。

# ホスピスナースになれたシアワセ

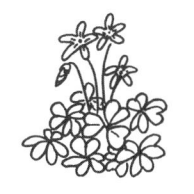

戸室真理子
（がん性疼痛看護認定看護師）

## 人生設計

　看護学生の頃より、いつかはホスピスナースとして働きたいと思っていた。ホスピスで働くためには、ある程度の臨床経験と人生経験を積んだ「40歳を過ぎたころ…」と、何となく思っていた。看護短大を卒業して外科、脳外科、集中治療室で働き、結婚、育児でのんびり10年間専業主婦として過ごしているうちに、ホスピスのことは頭から遠のいていた。再び看護師に復帰して3年経過したとき、友人の誘いで参加した「死の臨床研究会」で坪井病院ホスピス病棟課長の清水千世さんに出会った。「あっ！　私はホスピスで働きたかったんだ!!」と思い出した。坪井病院の求人の有無を確認しないまま雇用をお願いし、めでたく就職が決まった。あこがれのホスピスナースになれるなんて、シアワセな私。その思いは今も変わらない。ホスピスで働き始めたのは41歳だった。おおまかな人生設計は案外正確だった。
　あれからさらに10年近く経ち、たくさんの患者さんやご家族との出会いがあった。入院されている患者さんのこと、私がふだん考えていることを書く。

## ホスピスにおける自由の意味

Hさん「意外とさっぱりとしたところだな…」

私「もっと暗ーいところだと思っていましたか？」

Hさん「そうだ。もっとじめーっとしたとこだと思っていた。意外と明るくって、広くって、さっぱりとしたとこだなあ。下の病棟の個室より広いべぇ」

私「時々、ナースステーションの私たちの笑い声がうるさいと思われることもあるかもしれませんよ」

Hさん「そのほうがいいんだ。シーンと静まり返ってたら、こっちが滅入っちまう。おれちょっと、出かけてくっから」

私「どちらまででしょうか？　この外出用紙にご記入お願いします」

Hさん「わかった」

私「えーっ!?　回転寿司??」

Hさん「おれ、回転寿司好きだから！」

私「（・・・Hさん食べたいのね・・・お寿司・・・のど詰まらなければいいけど、大丈夫かな？）大丈夫ですか？」

Hさん「大丈夫だ！3時頃までに帰ってくるから」

私「はい。気をつけて行ってきてくださいね」

Hさん「わかったー！」

　ホスピスは外出自由、面会時間の制限なし、病院食は本人の希望に沿ったものが出される。常食、全粥食、7分粥食、5分粥食、3分粥食、ミキサー食などの中から、主食はごはん、お粥、パン、つけ麺、煮込みうどんから本人が選択できる。差し入れも自由。主治医も好きなものを食べてよいという指示を出す。お酒も他人に迷惑がかからない程度ならOK。ペットの面会も自由だ（ほかの患者さんへの配慮として、病室まではゲージに入って来ていただく）。

　Hさんは60代の男性で、消化器のがんのため、食べた物の通過がう

まくいかず、ミキサー食が出されていた。私は狭窄部位にお寿司が詰まらないか心配しながらHさんを見送った。しかしそれは取り越し苦労で、Hさんは予定どおり午後3時過ぎにナースステーションに顔を出してくれた。

　Hさん「いま、帰ったから！」
　私「おかえりなさい！　どうでしたか？」
　Hさん「いやー、うまかった。かっぱ巻きに、まぐろ。そのほか色々食べてきた。帰りにパチンコやってきた！　楽しかったー！　帰りはビックパレットふくしま（郡山市南部に建てられた大型展示会場）のとこから、歩いてきたんだ」
　私「えぇえーっ!!」

　ビックパレットふくしまから病院まで、少なく見積もっても2kmはある。それに加えて病院は小高い丘の上に建っており、そこから歩いてくるということは、健康な人でもかなり息が切れる。そのような距離をHさんは歩いてきたということだった。無謀とも思える大胆な行動に驚いたが、医師から治療の限界を宣告されてホスピスを勧められ、仕方なくホスピスに入院してみたものの、まだ外出する元気が残っていることから、Hさんは自分の体力があとどれだけ残っているか試して、確認してみたいと思ったようだ。

　入院の制限をなるべく少なくして、入院生活によるストレスを最小限にして、患者さんの免疫機能を最大限にはたらかせることは余命を延長させると言われている。Hさんもホスピスでゆったりとした生活を送ることにより、主治医の余命宣告をはるかに裏切ってくれた。Hさんの外出した日の日記には「寿司がうまかった」と書かれていたことを、後日奥様から教えていただいた。

## がんの痛みを何とかしたい！

　がんになって、いちばん怖いことは？　という質問に対して、多くの人が「痛み」を挙げている。がんの痛みを取り除くために、WHOでは医療用麻薬の使用を推奨している。医療用麻薬でいちばん知られているのはモルヒネだ。モルヒネと言うと日本人は麻薬中毒を連想し、鎮痛薬としてモルヒネを使用することに戸惑う患者さんが多くいる。だが、モルヒネを正しく使用することにより、がんの痛みを効果的に取り除くことができる。さらに、痛みを我慢するよりも、痛みを取り除いた方が延命につながるという研究結果も出ている。

　患者さんのなかには、安静にしている時には痛みは感じないけれども、体を動かすと痛みが出てくるケースがある。そのような時は、体を動かす前にモルヒネを使うとよい。

　Wさんは婦人科のがんで入院していた。Wさんの目標は歩いてトイレに行くことだった。しかし、トイレに行く前にモルヒネを使用しても痛みはとれなかった。どうして教科書どおりにやってもダメなのだろう？　担当看護師であった私は、Wさんが痛みを感じないで歩いてトイレに行く方法を調べたが、なかなかよい方法が見つからなかった。

　がんによる痛みの多くは、教科書に書いてある通りに鎮痛薬を投与すれば緩和する。しかし、中には教科書どおりの鎮痛薬の投与では取りきれない痛みに苦しむ患者さんもいて、私たちを悩ませる。痛みを取るために鎮痛薬の投与量を増やしていくと、今度は鎮痛薬の副作用である眠気が出てしまい、患者さんから「眠くならないで痛みを取ってほしい」と言われる。「なんとかして患者さんの痛みを取りたい！」という思いが募って、主人と高校2年生の娘を自宅に残して、7か月間の研修に横浜へ行った。思い切った行動であったが、横浜へ行ってからも、大切な家庭を犠牲にしているという「マイナス」と、自分がいま学んでいる知識と技術の「価値の大きさ」とを天秤にかけて、本当にこれで良かったのか？　と何度も問い返した。家族や友人、病棟スタッフの理解と応援

はありがたかった。おかげで卒業することができ、認定審査に合格し、がん性疼痛看護認定看護師としての第一歩を踏み出した。

研修で得た知識・技術を活かして、以前には難渋していた痛みを緩和でき、眠気など鎮痛薬の副作用にも適切に対応できるようになった。いままで痛みがひどくて食事や睡眠がとれず苦しんでいた患者さんやご家族が、痛みが取れて笑顔でほっとされている姿を見たときには、家庭を犠牲にした「マイナス」よりも、研修で得た知識・技術の「プラス」のほうが大きかったことを実感する。

私が留守をしていた7か月間の家事を担ってくれた娘が、今春から看護師をめざすことになったことも、プラスと思える理由の1つである。

## 人生の師

ホスピスでは、入院患者さんの多くはお亡くなりになる。人間として生まれたからには、必ず死を迎える。総理大臣でも、大会社の社長さんでも、どんなに偉い人でも、命には限りがある。死亡率は100％だ。そう考えると、患者さんが亡くなることは悲しいけれども、人間にとって死は決して特別なことではない。

私と主人は12歳年齢がちがう。早かれ遅かれ、いつか主人と別れる時がくる。この人と、いったい、あとどれくらいの時間を一緒に過ごすことができるのだろうか？　10年？　20年？　50年は無理だ。結婚を決めた時から、主人との別れを意識して心のどこかで怯えてきた私がいる。ご家族が患者さんとの別れを悲しむ姿を見ると、決して他人事とは思えない。時間が限られている人生、いったいどのように過ごせばいいのか？

順番通りいけば、私はこれから親と別れ、主人と別れ、私もいつか子供たちとの別れである自身の死を迎える。ホスピスで患者さんが歩んできたさまざまな話を聞きながら、自分にとって納得のいく死の迎え方とはどのようなものなのか？　家族との別れは辛いけれども、いい人生だ

ったなあと思えるには、今どのような時間を過ごしたらよいのかと考える。そういう意味では、ホスピスで出会う患者さんは、私の人生の先生と言える。これからも、患者さんとの出会いの中で、患者さんから学び、患者さんとともに歩みながら、自分の生と死についても考えていきたい。

**とむろまりこ**
一般財団法人慈山会医学研究所付属坪井病院。1962年富山県生まれ。京都大学医療技術短期大学部看護学科卒業、1984年淀川キリスト教病院勤務。2002年より坪井病院に勤務。がん性疼痛看護認定看護師。
●**がん看護研究会と私**…がん看護研究会に初めて参加させてもらったのは平成21年頃だっただろうか。参加されている方すべてが、ベテランナースのお姉さんに見えて仕方なかった。さまざまな会合に初めて参加するときにはいつもこんなふう思ってしまうのは、私だけではないはず。自身のこんな気持ちを忘れないように、初めて参加された方には自ら声をかけさせていただくようにしている。門戸は広く、敷居は低く、志は高い"研究会"であり続け、福島県のがん看護に携わるナースにとって、心のよりどころであってほしいことを願って。

# 同じ看護の一日はない
## ハウツーでは解決しないがん看護

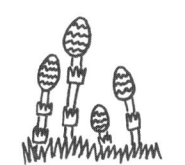

氏家由起子
(がん化学療法看護認定看護師)

　私は以前、後輩をがん看護研究会に誘ったとき、「がん看護ってどう違うのですか？　看護は看護だと思うのですが」と誘いを断られたことがある。この時は、説明できずに寂しさだけを感じた。私は、がん看護研究会1回目から参加して、途中に産休育休や認定看護師の研修などがはさまっているが、12年目になる。今も、「がん看護とは？」の探求が続いていて、明快に説明することはできない。ただ、私ががん看護研究会に参加した理由だけははっきりと自覚している。

## 患者さんと笑顔を交わす人間性に惹かれて

　医大に看護学部ができると聞いた時、臨床看護師としても学習への意欲が高まる思いであった。まだ、子供も幼く、放送大学へ通ったりしたが、看護大学への進学は諦めていた。その頃勤務していた外科病棟で、荒川唱子先生と出会った。そして、今も記憶に残る印象的な出来事があった。深夜勤務の朝であった。
　朝日を背にして、先生はコスモスの小さな束を片手に、うれしそうな明るい笑顔で終末期の個室の女性の部屋へ向かわれた。寝たきりの彼女に朝の外の様子を伝え、談話された様子だった。どんなことを話された

のか。先生は、彼女は自宅では毎朝ラジオを聴きながら家族の弁当を作るのが日課であったことなどを私に教えてくださった。それも、楽しそうに。先生はスタッフがとらえることのできていなかった彼女の姿をとらえておられた。友人のように心を傾ける温かさを感じていたのだろう、先生と話す患者さんの顔にも笑顔があった。忘れられない光景である。

日々の看護では病状や症状をとらえて入院中の生活へ対処するのに精一杯であり、「全体像をとらえ標準看護計画を」という時代、看護師12年目の私の目に、荒川先生の人間性がまぶしかった。その先生が呼びかけているがん看護研究会である。迷わず参加した。参加したのは大正解であった。研究会に集まる他施設の同志も、個性豊かで人間的にも魅力的な看護師である。

## 正解のないドラマに魅せられて

私は常にがん患者がいる病棟で働いてきた。2000年頃までは、抗がん剤治療後の吐き気に苦しみ、疼痛コントロールに難渋して苦しむ患者や家族と医師との関わりに、看護師が葛藤する場面が多かった。がん対策基本法とともに、治療法の進歩、新薬の開発、緩和ケアの普及などもあり、「その人らしく」QOLを維持し治療を継続して生きることをチームで支援する時代になった。医師も看護師の意見を求め、多職種で検討できるようになり、がん看護もチーム医療のなかで進歩してきていると感じる。研究会の事例検討でも、看護師の葛藤が治療や薬剤選択、医師の対処法に対してのものであったのが、看護師自身の対応や在宅も含めたチーム医療のありかたの検討に焦点が移ってきていると思う。

私ががん看護に携わっている理由は、それぞれのケースにみられる「より良く生きることに向き合い葛藤するがん患者」と「より良く生きることを支援しようと葛藤し寄り添う看護師」の"正解のないドラマ"に魅せられていることが大きい。そうして、今では、看護師として楽しく仕事ができると感じられるようになったと思う。

私も若い頃はしばしば、治癒困難で余命の短いがん患者や家族に対する無力感に陥ったものだ。しかし、さまざまながん患者・家族がいて、生へ向き合うそれぞれの姿があり、治療へ希望を持ち、自分の価値や役割を見いだし、維持している力強さにふれることをとおして、人間として、看護師として育てていただいた。
　看護の対象は日々変化する人間であり、臨床の看護は1人では成り立たない。同じ看護の一日はない。How to では解決しないがん看護の仕事は苦しいけれど、人間味があり面白い。

## 苦手意識の原因

　看護師15年目頃、自分にも行きたくない病室がある、ということに気づいた。訪室すると普通に接することができるが、ナースコールが鳴ると何となく嫌な気持ちになることがあった。そんな時、がん看護研究会で似たようなケースを検討することになって、訪室することに足が重いことは他施設の看護師にもあることがわかった。検討会の中で、「看護師は患者さんに何かをしなければ、と思う。問いかけにうまく答えられるか？ 何もできないのではないか？ と思うと行きづらい」「何もできないのではないかと思うのは、患者に返さなければいけないという思いにとらわれているからだ。それが苦手意識の原因ではないか」といった話し合いがあった。話しているうちに、私の心にあった重りがスゥーと軽くなった。気負うことなくその人のことを気にかけて傍に寄り添うことができれば、むしろ、その時間を楽しみにできる。今では、そう思えるようになっている。

## 一症例は皆の学び

　症例検討のために事例を選ぶとき、私はよく他施設の研究会メンバーの顔を思い浮かべる。彼女ならどのようにアセスメントするだろうか。

自分の迷いをどのように思うのだろうか、と。

　病状が進行し治療困難を受け入れがたく、心を閉ざした患者への対応を症例検討に出したことがある。自分が患者や家族であったら困惑するのが当たり前である。戸惑いながらも病棟スタッフが対応を検討して情報を共有し、患者家族へ寄り添っていること、主治医へも検討を持ちかけたこと、しかし、自分たちには十分にできていないように思えて葛藤している現状を率直に報告した。それに対して検討会のメンバーは、できていないことよりも、まず、客観的な評価として、できている部分を認めてくれた。私はハッとして、自分ができないことに「とらわれていた」ことに気づけた。がん看護研究会はそのような気づきを与えてもらえる場である。

　よく荒川先生は「"ねばならぬ"と思わないことですよ」と話してくださる。真面目な看護師は、患者や家族にとってより良い時間を過ごしてほしいと思うから先を焦る。そうすると、医療者の考えが先導してしまう危険がある。

　看護師は医師と患者や家族の間に入り苦悩することもある。その葛藤は施設の違いを超えて、本質的に避けられないものと受け止めて、チーム医療のあり方に話が及ぶのである。

## 認定看護師として──がん看護研究会の意味

　私は2008年より外来化学療法室開設に関わり、さまざまな病期の患者が化学療法と向き合い、治療しながら生活を維持することに寄り添っている。もっと力を発揮できるようになりたいとがん化学療法看護認定看護師をめざし、2009年に資格を取得した。現在、がん告知後に治療選択や受け入れに葛藤する患者、副作用の対応に苦渋する患者、治療効果なく治療終了を受け入れ難く意思決定困難な患者、がん性疼痛を伴い通院治療とともに在宅緩和医療への移行を支援した患者などさまざまに関わっている。葛藤もあり、検討したい症例も多い。資格を取得したか

らといって、スペシャリストに変身できたわけではない。ジェネラリストの経験知をもとに、日々進歩する治療法やさまざまな有害事象への対応に試行錯誤を続けている。

看護のエビデンスを示して、実践・指導・相談ができる認定看護師に成長が及ばない苦しさと、後進の指導をしたいのに、自分の中で理解が整理できておらず自信をもって関われない未熟さにジレンマを感じている。そんな私にとって、がん看護研究会での専門看護師や認定看護師との情報交換はなくてはならないものである。また、荒川先生の励ましや温かい見守りが意欲保持のエネルギーになっている。

がん看護研究会では、施設のちがいや病院や病棟や在宅の垣根を取り払い、現場が異なる看護師が同じがん看護に携わる者として集う。さまざまな症例に関して、看護のありようを振り返り検討することをとおして、抱えている悩みや、対応の仕方に共通性を見いだした時、看護師同士、共感できる喜びを感じる。明日の看護に元気がもらえる。他施設の看護師との顔の見えるネットワークともなっている。仲間との情報交換はがん看護の均てん化にも貢献していると思う。これからもがん看護に携わることを"楽しみ"にしていきたい。

### うじいえゆきこ

公立大学法人福島県立医科大学附属病院。さまざまながん患者や家族の看護に携わる。2007年外来化学療法室の準備に関わる。2009年がん化学療法看護認定看護師となる。現在、外来化学療法センターに所属し院内のがん看護の質の向上に奮闘中。

●がん看護研究会と私…がん看護研究会に参加し12年を超える。研究会参加当初からの思いを文中にも記載させていただいたが、ライフワークのようなものを抱えて、志を同じくする仲間が集う、心温まる場となっていると思う。参加当初は、アドバイスを受け、気づきを得ていた私であるが、月日と共に自分が参加者の考えを引き出せるように、皆さんに気づきを得ていただけるようにと考える立ち位置になっている。臨床は「〇〇論」だけでは解決しない。事例検討では看護のプロセスを共有することを大事にしている。それをとおして看護師としての成長のプロセスを歩ませていただいているとの思いが強い。がん看護研究会は看護師として、人間としての成長の機会である。

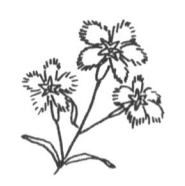

# ターミナルケアの魅力

久保木優佳
(緩和ケア認定看護師)

　私が看護を志したのは高校生の時であった。母が看護師で、生き生きと働く母の姿を尊敬して見ていた私にとって、看護の道に進むことはごく自然な流れであったように思う。看護師になり、母の姿をとおして知っていた看護の素晴らしさを私も感じることができた。働き始めた当初は、それ以上ではなかったと思う。それが2年を過ぎた頃、自らの体験をとおして看護をいっそう素晴らしいと思うになった。そして、理論を知り、がん看護とターミナルケアの魅力にとらえられて、今の自分がある。

## マーガレット・ニューマンの"健康の理論"と出会って

　看護師として働き始めて3年目、私は消化器がんを多く扱う病棟に勤務していた。がん看護の研究プロジェクトに参加した私は、共同研究者であり、マーガレット・ニューマンの教え子でもあった遠藤恵美子[1]氏と出会い、ニューマンの"健康の理論"を知った。このことをきっか

---

[1] 遠藤恵美子：ニューマン理論・研究・実践研究会会長。ミネソタ大学大学院でマーガレット・ニューマンに師事。著書に『希望としてのがん看護——マーガレット・ニューマン"健康の理論"がひらくもの』(医学書院，2001)、監訳書『ケアリングプラクシス——マーガレットニューマン拡張する意識としての健康の理論と看護実践・研究・教育の革新』(すぴか書房，2013) ほか

けに、私は自分がこれからめざす看護師としての方向性を創っていくという体験をするのである。

私は遠藤氏から看護観を大きく方向づける多くのことを学んだ。ニューマンは「看護はサイエンスとは異なるもので、患者を全体性のパラダイムとしてとらえること」としている。「全体性のパラダイム」とは、人間の体を組織や細胞に分化してとらえる医学的な世界観とはまったく質を異にしたものであり、現象を丸ごととらえ、現象が起こり変化するプロセスを重視する。疾病とその反対の非疾病をも合一化したニューマンの全体性の世界観は、がんと闘いながらも精一杯生きようとする患者と多く接していた私にとって、まさに求めていたものそのものであった。たとえ疾病を持っていても、死が間近に迫っている時でも、その人の全存在（意識）は豊かな環境との相互交流をとおして、より高次のレベルに拡張してゆくのである。つまり、患者やその家族は辛い体験の中でも必ずそこに意味を見いだしていける。そして看護師は、患者や家族の豊かな環境として寄り添い、パートナーシップで結ばれることで互いに影響し合いながら成長していける存在なのである。私にとって、この理論を知ったことの意味は計り知れない。遠藤氏との出会いの直後、私は忘れることのできない１つの事例を経験する。

## パートナーシップ──辛い状況にも意味を見いだし成長しつづける

Kさんは40代の女性、末期の胃がんであった。夫と小学生の娘2人との4人家族。胃がんが発見されてから手術、放射線療法、化学療法とさまざまな治療を行ない3年間がんと闘ってきた。今回の入院は全身へがんが転移しターミナル期を迎えていた。しかし本人、家族ともに「治療」への希望を強く持って入院して来られた。入院後、夫だけに、今回は治療は難しく対症療法で苦痛を取ることしかできない時期に来ているという説明が医師よりなされた。これまでKさんと二人三脚でがんと

闘ってきた夫にとって、この説明はすぐに受け入れられるものではなかった。夫は1％の可能性でもいいからと「治療」にこだわり、医師に食い下がっていた。

　Kさんの受け持ち看護師となった私は、何日か前に、Kさんのベッドで娘2人が甘えながら一緒にベッドにもぐりこみ、その傍らに座る夫がKさんの手を握ったまま居眠りをしている光景を目にしていた。この家族にできるだけの援助をしたいと、そのとき強く感じた。医師に食い下がる夫の様子を見ていて私はひどく苦しくなった。何と言って声をかければよいのかもわからなかった。しかし、勇気をふりしぼり、夫の顔を見かける度に声をかけた。

　その後、本人へはビタミン剤で着色された点滴が化学療法という名目で投与され、同時にステロイド剤の投与も開始された。これが功を奏し、Kさんの状態は一時安定し、外出もできるほどになった。夫は私を待って彼のほうから話をしてくれるようになった。私は「がんばる、がんばる」というKさんを見ている夫の辛さに共感し、私からは、Kさんの心のよりどころは夫であり、本人がいかに頼りにしているかを夫に伝えた。夫は「治療」をしないという選択を「良かった」と話してくれた。

　徐々にKさんの容態は悪化し、夫へは死が近いことが医師から告げられた。私は夫がまた動揺してしまうのではないかと不安だった。しかし夫は予想に反し落ち着いていた。しっかりと状況を見据え、本人を支えようとしていた。その姿に私は驚いた。そして、それがとても嬉しかった。Kさん、夫ともに辛い状況の中でもそこに意味を見いだし、成長し続けているのだと感じた。同時に、そこに関わらせてもらっている自分は看護師として素晴らしい経験をさせてもらっていると感じた。

　4日後の朝出勤すると、Kさんがちょうど亡くなったところであった。Kさんの部屋に入ると家族がKさんを囲んでお別れをしていた。Kさんは黄疸が著名なままではあったが、安らかなお顔であった。夫は私に最期の様子を話してくれた。

「最期は痛みは無かったみたいです。夕べとその前の夜は子供たちも泊まったんです。いつもは子供たちに早く帰って寝なさいって言うのに、おとといは『帰らないで』と言っていました。それから『大きくなったね』とか『部活がんばりなさい』とか言ってました…。皆さんには本当によくしていただいて、ホスピスじゃないのにホスピスにいるみたいでした。」

下の娘が枕元で大声で泣いていた。私も涙が目いっぱいにたまっていた。今までの場面がよみがえってきて、胸が詰まった。しかし、夫の言葉を聞いて私自身、癒された思いが満ちてくるのを感じてもいたのである。

## 癒し、癒される体験

病院の霊安室に移されて、お焼香のとき、もう一度Kさんのお顔を見させていただいた。「最後、お話しできなかったね…」私はKさんに話しかけた。車椅子で中庭まで二人で散歩した場面がよみがえってきた。病室を久しぶりに出て、Kさんはとても喜んでいた。あの時ずいぶん長くいろいろな話をした。Kさんは病気になった自分の人生を振り返り、「病気になったからこそ家族の絆が強くなったし、周りの人のありがたみも本当にわかるようになった」と話してくれた。

Kさんにお別れをし、夫にも頭を下げた。私は最後に夫と握手をしたいと思った。そして手を差し出した。夫は私の手をしっかりと握ってくれた。なぜそうしたかったのか…。辛い時を一緒に闘ってきた「同士」という思いがあったからなのかもしれない。夫の力強い手からは、悲しみの中にも子供たちとがんばって生きていくという、これから先への決意のようなものが伝わってきた。

振り返ると、数週間の間にKさんも夫もそして私自身も大きく変化していた。「がんばる」と言い続けるKさんを目の前に「治療」にこだわっていた夫。それを見て動揺していた私。そこからKさんと夫、K

さんと私、夫と私がそれぞれの間でパートナーシップを組み、互いに影響し合いながら、辛い体験の中から意味を見いだし成長していた。そしてそこには確かに「癒し、癒される体験」が存在していた。

## なぜターミナルケアに魅かれるのか

　私はなぜターミナルケアに自分が魅力を感じるのか？　改めて考えてみた。

　人は限られた命を実感したとき、健康な時には気づかないいろいろなことに気づく。そして、その限られた命をとおして見えるすべてのことに愛おしさを感じる。ターミナル期は人生がぐっと凝縮される時間なのである。そこに関わる看護師は、患者や家族を全体性として丸ごととらえ、辛い体験という渦の中に看護師である自分自身をコミットさせ、寄り添い、ともに必ずその渦から抜け出し、成長することができる。このプロセスの中から生まれる「癒し、癒される体験」、これこそが私が感じている「ターミナルケアの魅力」なのである。たくさんのターミナル期の患者さんとその家族と接するなかで、私はそんな風に考えていたのだと思う。

　いま、私は緩和ケア病棟で認定看護師として働いている。自分をこの道に導いてくれた原点はやはりKさんとの出会いであった。これからもたくさんの患者さんや家族と出会うであろう。その一つひとつの出会いに日々わくわくしながら、時には自分自身をコミットさせ、一緒に泣いたり笑ったりしながら、目いっぱい人間くさく看護をしていきたい。

**くぼきゆうか**

星総合病院。認定看護師になるまでのがん看護の臨床経験は3年。マーガレット・ニューマンの「健康の理論」と出会い、患者や家族が辛い体験の中に意味を見いだしていく過程において、ナースはよき環境として共に成長する存在であることを学び、改めてがん看護に深く魅せられる。

●**がん看護研究会と私**…がん看護研究会には先輩ナースに勧められて参加した。一時、看護学校に勤務したが、途切れることなく参加しつづけている。研究会をとおして臨床現場でのさまざまながん看護の課題を肌で感じている。県内の多くのがん看護に携わるナースとの出会いと、そこから生まれるネットワークが魅力です。

# 「自分で自分のことを決める人が増えるから、手伝ってあげてね」

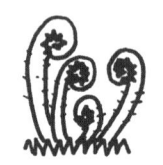

藤本順子
（緩和ケア認定看護師）

「私みたいに自分で自分のことを決める人が増えるから。そういう世の中になるから。頑張ってね。手伝ってあげてね。」

12年前、ある女性からいただいたこの一言が、私が緩和ケアをライフワークにしようと決意した原点だ。自分の力もかえりみず、迷うことなく突き進んでここまで来た。しかし、ここがゴールではない。彼女との約束に終わりはないのだ。1人でも多くの方が自分のままで生き抜くために、その力を引き出すために、私は看護師を続けるだろう。

## 新人時代——たくさんの患者さんに励まされて

18年前、看護師となった私はいつも憂鬱だった。仕事の内容がわからない、先輩に怒られる、馴染めない、つまらない、そんな毎日だった。出勤するのが辛く、どんな仕事ぶりだったのかすら思い出せない。こんなどうしようもない私を、いちばん近くで優しく見守ってくださったのは、入院していた患者さんたちだった。

「俺の血管使って点滴の練習しな」

「（吸引が）上手になったね」

「顔見るだけで元気になるぞ」

　何もできない私に優しく話しかけ励ましてくださった方々。いま思えば、ご自分のお子さんやお孫さんと同年代の私を、心底心配してくださったのだと思う。たくさんのお顔とお名前を今でも忘れていない。今度こそ辞めようと泣きながら坂道を歩いていた時、クラクションを鳴らしながら手を振ってくださった方。あの笑顔がなければ、私はとうに看護師を辞めていただろう。「これはもっと大人になって親になった頃に読んでほしい」と、声を失う辛さや、子を思う親の心情を綴った自筆の書をくださった方もいた。

　たくさんの出会いに支えられ、気がつけば仕事が楽しくなっていた。話を聴くこと、引き出すことが得意だと気づいた。しかし、その先が見えてこない。得意だけで、どうすれば患者さんのためになれるのか、何をどう学べばいいのかわからないまま、数年が過ぎていった。

## 「決めた！　家に帰るね」

　看護師４年目で２度目の院内異動があった。冒頭に述べた女性との出会いはこの病棟でだった。ひどく忙しい病棟だったが、看護師はみな活き活きしており、患者さんがどうすれば心地よく生活できるかということを考えてケアしていた。労を惜しまず時間を惜しまず。ケアの根拠を考え、学ぶ姿勢にあふれた先輩方であった。院内でも少しずつホスピスケアやターミナルケアといった言葉が聞かれ始めていたように思う。先輩方にお声をかけていただき、勉強会や研究会に出席して、少しずつ進みたい道も見えてきた頃、その女性が入院してきた。

　「元気」という言葉がよく似合うＳさんは、受診が遅れたことを悔やみながらも、治療を頑張りたいと真っ直ぐな目で話された。ちょうど自分の母親の年代であったこともあり、よく話をし、私は懸命にケアにあたった。ストーマを造設し、化学療法、放射線療法を終えて退院された。その後再発された時も、明るさを失わず治療に取り組まれていた。

Sさん最後の入院の時であった。主治医はSさんにこう伝えた。「治療法がないわけではない。しかし、絶対に効くかというとわからない。治療をすることで体力がなくなり好きなこともできなくなるかもしれない。私はSさんに一日一日を大切に生きてほしい」。
　主治医の心からの言葉にSさんは揺れていた。「先生にこう言われたんだ。それってさ、・・・・そういうことだよね？」私はSさんに問いかけられた。「それってさ、もうすぐ死ぬっていうことだよね？」と。目をそらすことはできなかった。ましてや、はぐらかすことなど絶対にできなかった。私は勇気をもって、「そうだよね」と応えた。その後は抱き合って、二人で泣いた。大部屋だったが、他の患者さんも言葉もなく見守ってくださっていたように思う。5分だったか10分だったか。しばらくするとSさんは顔を上げた。そして迷いのない、いつもの真っ直ぐな目をしてこう宣言した。「決めた。家に帰るね。」

## 看護婦への賞状

　Sさんは在宅療養へ移行した。終末期にある患者を24時間体制で診てくださる在宅医が存在することを知ったのも、この時が初めてであった。院内では研修から戻った麻酔科医ががん性疼痛の患者に関わり始めていた。確実に世の中は変化している時期であった。Sさんがどんなふうに過ごしているのか気がかりではあったが、知る術もないまま時間が過ぎていった。そんな時、麻酔科医がSさん宅を訪問したと聞いた。私の目から鱗が落ちた。訪問してもいいんだ！　看護師としてではなく、一人の人間として会いに行けばいいのだと理解した。
　Sさんはベッドの上でとびっきりの笑顔で迎えてくださった。花柄のシーツとご自分のパジャマが「家で過ごしている」ことを私に教えてくれた。自分はいま、こんな状況で、先生が痛み止めをこんなふうに使ってくれて、こんな処置をしていってくれる。家族がシフトを組んで、いつも誰かが傍に居てくれる、そして「私はとっても幸せだ。病棟の看護

婦さんたちにも伝えてほしい」と、すでに傾眠がちではあったが、懸命に話してくださった。

さらに、病棟宛と私に自前の賞状をくださった。その賞状にはこう書いてあった。

　　通常任務の身体的な問題を乗り越えて、優しさと明るさで心の中の苦痛を除き、自宅療養に変わっても生きる力を与えてくれていることに感謝いたします。

Sさんはトライアスロンで優秀な成績を収めている方でもあった。その入賞した時のメダルを何個か取り出し「これを持っていってね。〇〇さんと△△さんにもね」と手渡された。形見分けであった。しっかりと死を見据え、用意されていたのである。それから、力強く、こう言われた。

「私みたいに自分で自分のことを決める人が増えるから。そういう世の中になるから。頑張ってね。手伝ってあげてね。」

## 決　意——認定看護師になろう

Sさんからはたくさんのことを教えていただいた。ターミナルケア、在宅医療、意思決定・・・。まだまだ知らないことがある。まだまだ学ばなければならないことがある。この経験したことを、もっと多くの人に伝えられるような看護師になろう。そうすれば患者さんの役に立てるのではないだろうか。そのためにはどうすればいいだろう。自分の実力や知識のなさは横に置き、私は心に決めた。病院や人を動かすには資格も必要だ。認定看護師になろう。

その後、自分の人生設計にはなかったような結婚、出産を経て、緩和ケア認定看護師に辿り着いた。今でも、よく教育課程の受験に合格したものだと思う。面接で「自分の得意な点、苦手な点は？」と聞かれ「得

意なことは看護師としての勘がいいこと、苦手なことは根拠をもってケアできていないと感じること。だから学びたい」と堂々と言ってみたのだ。気合いだけは人並みはずれたものがあったのではないかと思う。受験の時に、私は神頼みならぬ患者さん頼みをしていた。忘れられないたくさんのお顔を思い浮かべながら、「どうぞ、力をお貸しください」と祈っていた。

## 声をかけていただける嬉しさ

　現在は緩和ケアチーム専従看護師として活動している。正直、毎日が修行のようだ。はじめは看護師から「誰？」という目で見られ、さすがに「キツイなぁ」と感じていた。しかし「役に立つ人」と一度でも認識されると、また声をかけていただける嬉しさ。草の根運動なんだと実感している次第である。

　ずっと活動を続けてこられたのは、やはり患者さんの存在だ。待っていてくださる。笑顔で迎えてくださる。たくさんのことを投げかけて、私に学ぶ機会を与え、教えてくださる。

　生きること、苦しむこと、死ぬこと、楽しいこと、希望をもつこと。悩み苦しみながらもご自分らしく答えを見つけ、生き抜こうとする人々。さまざまな生き方を目の当たりにし、私は今日も生きることを考える。

　なぜ、死が訪れるのか？
　なぜ、生きたいだけ生きることができないのか？
　この人は、そして私はどう生きたら満足なのか？
　死が訪れる時、怖いのだろうか？
　一人きりで旅立つことができるのだろうか？

## 日常を届けたい

　患者さんと共に悩み、ケアにあたる看護師と共にどんな支援が必要なのか考える。そして思うのだ、「日常を届けたい」と。

　悩みたい日は共に悩み、泣きたい日には静かに寄り添う。そして笑いたい日、病気を持たない一人の人間として存在したい日には、私は日常を届けたい。その同じ時間を私も共に過ごしたいと思う。

　ご縁があって関わるすべての方に生きていることを実感してもらいたい。死が訪れるとしても、自分を見失わず生き抜くことができるように。私はその助けとなるような存在でありたい。

　患者さんの人生に向き合いながら、自分の生き方とも向き合う看護という仕事。患者さんと向き合う勇気を持つ看護師、そして自分と向き合い成長していける看護師が1人でも増えることを願っている。

## Sさんへ

　いかがお過ごしですか？　トライアスロン、やってらっしゃるのでしょうか？　あれから12年経ちました。小娘だった私も人の親になってしまいました。この冬で40歳ですよ。Sさんのお歳に近づいていきますね。こちらは、Sさんが予言？した通りの世の中になっていますよ。

　ご自分の意思で生き方を決める方が増えました。流れに追いつけないのは医療者の方かもしれません。まだまだですね。Sさんからいただいた賞状とメダル、時々取り出しては力をいただいています。ありがとうございます。

　お約束どおり、お手伝いできる看護師を少しでも増やそうと一歩を踏み出したところです。見ていてください。遠くから応援してください。力を貸してください。いつか、そちらでお会いした時、褒めていただけるように、私も私らしく生きましたと胸を張ってご報告できるように、頑張りますね。それでは、またいつか。

### ふじもとじゅんこ

公立大学法人福島県立医科大学附属病院。2009 年緩和ケア認定看護師となる。2011 年 10 月より緩和ケアチーム専従看護師。緩和ケアを日常で意識してもらえることを夢見て日々活動中。自分の中のテーマはケアリング。

●**がん看護研究会と私**… 先輩にお声をかけていただき参加した「がん看護研究会」。当時、何かを学びたい、知りたいと考えていた私には、本当にありがたい場所であった。先行く先輩方のケアの実際を聞くことができた。発信すれば返してくださる方々がいるというのは、本当に心強く、嬉しいものである。根拠について学ぶことができたということも看護師としての成長の糧になった。また、他施設の方々と交流できる数少ない場でもあり、よき情報交換の場ともなっている。がん看護研究会は、まさに私の学びの原点とも言える場所である。

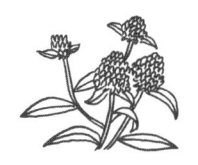

# 思いを理解しよう

後藤郁子
（緩和ケア認定看護師）

　看護師になり15年が経過しようとしている。一緒に笑ったり、泣いたり、時に叱咤激励を受けたりと、患者と関わることで私自身が成長させていただいている。私の心がけとして新人時代から変わらないことは、「患者の思いを理解しようと努力する」ということである。その上で、がん看護の魅力は「看護師が中心となり多職種で体や心の辛さを和らげるケアを行なえること」だと考える。これまでを振り返りながら、私の看護に対する思いを述べようと思う。

## がん看護研究会に出会うまで

　新人時代、私は内科外来に配属された。私の勤務する病院は当時でも1日1,500名もの外来患者が来院されていた。看護師は医師の診察介助、採血、検査の説明など、短時間で効率良く仕事をすることが求められていた。働く誰もがそれが良いこととは思っていなかったが、患者の待ち時間が延長しないようにという一心だった。その中のわずかな関わりであったが、患者は誰もが病気になると不安になること、病院はその不安を表出できる場所であるということを学んだ。患者と家族は医療者と話をしたいと思っている。看護師として、短い時間であっても患者と家族を気遣い、会話を持つことの重要性を学んだ。

2年目になると血液内科病棟での勤務となった。白血病や悪性リンパ腫の患者が長期に化学療法を受けていた。その頃、血液疾患の治療は毎年新しい治療法が取り入れられ、治療による副作用症状の早期発見とそれへの対応だけで精一杯であった。少しでも副作用症状を和らげることができないか、発熱時も楽に過ごせないかと考えて、症状に対する薬剤の種類や投与のタイミングを医師と相談した。看護としては、体を清潔にする、十分な睡眠がとれるなどの基本的欲求を満たすための援助を行なっていた。患者から、「吐き気が少ないと、テレビをみて楽しく過ごせるね」「体がきれいになると、食欲もわいてくるね」などの言葉をいただき、症状緩和や基本的欲求を充足することの重要性を実感した。また、病状の不安、家族へ迷惑をかけているという思い、死への恐怖などの気持ちを聞かせていただいた。看護師として対応しきれないこともたくさんあった。どうすることもできない自分を、とてももどかしく感じたが、患者は「聞いてくれてありがとう」「わかってくれる人がいると安心できる」と話されるのである。そうした経験を重ねるなかで、何かをするだけではなく、話を聴いて患者を理解しようとすること、「相手が自分をわかってもらえたと思えること」が重要であることを学んだように思う。

　病気の治療と同時に患者の体や心の辛さを和らげることの重要性がわかると、それを看護の課題として引き受け、もっと有効な援助方法はないのだろうか、と考えるようになった。現状のままでよいのだろうか？という疑問とともに、他施設ではどのように行なわれているのだろうかという関心がわいた。そんな私が、上司に勧められてがん看護研究会に入会するのは自然の流れだった。

## 緩和ケア認定看護師を目ざした理由（わけ）

　がん看護研究会には県内のがん看護に携わる看護師が多数参加していた。初めて参加した研究会の事例検討で私は衝撃を受けた。根拠をもっ

て看護を語り、活発な意見交換がなされていたからである。意見交換のスピードも速く、当時の私はその内容を理解するだけで精一杯で、自分の意見を話そうとしても、考えをまとめて相手に伝えることはとても難しかった。

　私も根拠を基に看護を伝えることができるようになりたいと思った。同時に、患者の体や心の辛さを和らげるために、もっと確かな看護を提供できるようになりたいとの思いがさらに募った。そうして私は緩和ケア認定看護師を目指した。

## 緩和ケアチーム活動

　認定看護師になり、血液内科病棟から消化器内科病棟、外来化学療法室、そして現在、外科・泌尿器科病棟で勤務しながら、院内の緩和ケアチーム活動に携わっている。患者を理解しようと努め、体や心の痛みを和らげる看護を行なうという考えは、認定看護師になる前と何ら変わらない。

　常に心がけていることは、患者と家族に起きている症状や状況、および医療スタッフの状況を的確にアセスメントすることである。身体症状だけでなく、患者と家族に病気に対する認識の違いはないか、患者や家族はお互いをどのような存在として感じているのか、医療者と患者と家族の治療目標や今後の過ごし方、生き方についての目標設定がずれていないかなど、それぞれの立場になって考えるようにしている。そのようなアセスメントからは、多職種で話し合うべき問題や、重点的にかかわるべき看護内容が浮き彫りにされることが多い。

　緩和ケアチーム活動では、医師、薬剤師、臨床心理士などの他職種と一緒になって患者訪問や、患者会、お花見、コンサートの開催なども行なっている。緩和ケアチーム一同が患者と家族の身体的・精神的な苦痛が軽減し最期の時まで生き抜くことができるような援助を心がけている。チーム活動をとおして他の職種との連携が深まる。それによって私

自身も癒される。

## スタッフへのケア

　所属である外科・泌尿器科病棟では、緩和ケア認定看護師であるとともに病棟の副看護師長でもある。在院日数の短縮、手術患者と終末期患者の混在、高齢者への高度医療の提供など、今日の臨床現場の現実は医療を安全に提供することで精一杯な状況である。異動当初、私は多忙な現状に驚き、これで看護のやりがいをスタッフが感じることができるのであろうかと疑問を感じた。しかし、スタッフは多忙な中でも患者とご家族へ懸命に声をかけ、ケアを遂行している。私にできることは何だろう？　業務が減少するように共にケアにあたることなのだろうか。業務改善に取り組むことなのだろうか。それ以外に、緩和ケアの認定看護師として何か活かせることはないのかと、自分の立ち位置に悩む時期もあった。

　その時に思い出したことは、患者の「話を聞いてくれてありがとう」の言葉だった。スタッフそれぞれも自分の気持ちをわかってもらえることが大事に違いない。それでこそ、スタッフが安心して働くことができ、看護の意欲を向上させることにつながると考える。ケアに対しては褒め、根拠を示してアドバイスすることに努めている。スタッフからは、「話を聞いてもらって安心した」という言葉を聞くことができた。スタッフへのケアも看護と共通していることを感じている。

　高齢化とともに、がん患者の増加は避けがたいであろう。新薬の開発やロボット支援下手術など、がん治療法も日々変化していく。看護も変化に対応していかなければならない。これからもがん看護研究会へ参加し刺激を受けていきたいと思う。

**ごとういくこ**
　財団法人太田綜合病院附属太田西ノ内病院。1998 年現病院に入職。2006 年緩和ケ

ア認定看護師となる。緩和ケアチームの中心メンバーとして病院内を横断的に活動するとともに所属病棟では看護係長（副師長）の役割を果たす。

●**がん看護研究会と私**…看護師5年目、上司に勧められてがん看護研究会へ入会した。事例検討の意見交換から未熟さを痛感し、自分の行なった看護の根拠を語る力を高めたいと思った。そうして私は認定看護師を目指したのであった。がん看護のエキスパートが一堂に会するがん看護研究会は、そんな私自身の原点に戻れる貴重な時間である。

# ホスピスナースとして、緩和ケアチーム専従看護師として

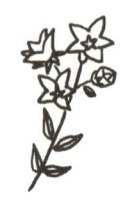

千葉久美子
（緩和ケア認定看護師）

## ホスピスへの異動希望

　私ががん看護に携わるようになったきっかけは20年前、看護学校卒業後に坪井病院へ就職したことである。呼吸器外科病棟、次に消化器内科病棟を経験した。消化器内科病棟で受け持った患者にO氏がいた。O氏は積極的治療の効果がないと判断され、既に終末期になっていた。本人は告知を受けていて、自分の状況を理解していた。家族は毎日面会に来られ、協力的であった。そこでホスピスでの療養が提案された。しかし、O氏は慣れ親しんだ病棟や看護師が変わることに不安を感じ、このまま病棟で生活を続けることを希望された。そして、そのとおりに最期を過ごされた。
　このO氏に対して、上司や先輩はホスピスでの生活がよいのではないかと考えておられ、O氏へもそう勧めるよう提案があった。しかし、私自身、ホスピスの利点や具体的なケア内容が理解できていなかったため、強く勧めるはたらきかけはできなかった。そのことがしこりとして残った。私は、まずホスピスというものを知らなければならないと思った。それには、そこに飛び込んで理解することだと考え、ホスピス病棟

への異動を希望した。

　ホスピスでは8年間勤務した。その間に緩和ケア認定看護師の資格を取得することができた。このまま坪井病院で働いていくことと思っていたが、家庭の事情により3年前に宮城県北のがん拠点病院に勤めることになった。

## ホスピスケアを病棟で——緩和ケアチーム専従看護師としての経験

　そこには、緩和ケアチームがあったが、専従看護師は不在で、身体科医師3名、看護師長3名、薬剤師1名、臨床心理士1名、メディカルソーシャルワーカー（MSW）2名の計10名で発足し、コメディカルが主に活動していた。年間の依頼件数は18件で限られた活動しかできていなかった。私はその緩和ケアチームの専従看護師として加わることとなった。

　当初、私は病院自体に慣れておらず、スタッフの顔と名前もわからないのでは依頼がくるはずもないので、まずは、チームが当時依頼を受けて抱えていたケース一つひとつに地道に関わっていくことにした。しかし、病棟にうかがうと、「どこの人が何しにやってきた」と言わんばかりの冷たい視線を感じた。後で聞くと「そんなに依頼件数がほしいのか」と陰で言われていたそうである。

　緩和ケアチームが関わるのは第一に患者さんや家族である。症状が緩和し、実際に患者さんの表情などの変化が見られることで、きっといつか認められる時がくると、緩和ケアチームのメンバー皆が励ましてくれた。

「…もう、痛みだけ取ってほしい」

　初めにかかわったケースは消化器内科病棟に入院しているRさんであった。大腸がんの40代の女性で入院前まで現役の看護師として働い

ていた。それまでは臨床心理士が主に関わっていたが、私も症状緩和の介入を開始した。Rさんは私ががん看護に携わってきたことを知ると、今後の治療の選択についていろいろと質問してきた。今まで私が関わってきた患者さんはどのような選択をした人がいたかを尋ねられた。

　私はさまざまな患者さんとの経験を話した。そして、なぜそのようなことを私に聞きたかったのか、Rさん自身の気持ちを確認した。するとRさんは、「化学療法を続けても治療の効果がみられず、もう治療せず、楽になりたいと思うときがある。治療を行なえばお腹の張る感じが良くなると期待しているところもある。しかし治療してもあんまり効果がみられない。…でも、子供たちの顔を見るとやっぱりもう少し頑張ってみようかと思って…」と、涙を流しながら、治療を続けていったらよいのか、やめたほうがよいのか、選択に迷っている気持ちを吐露された。私はRさんに揺れ動いている今の気持ちを正直に話してくれたことに感謝の言葉を伝えた。病室に一人でいるといろいろ考えてしまうことはよくわかる。揺れ動く気持ちに共感し、母親として子供のことを考えると治療を頑張って続けて少しでも長く生きたいと思う気持ちも当然であることを話し、治療を続けるか続けないか、どちらの選択を行なっても、私たちは変わりなくRさんを支え続けていくことを保証した。

　病棟スタッフは、Rさんが現役の看護師ということで少し距離を置いて関わり、苦手な患者ととらえていたようであった。私は、Rさんと話した内容やアセスメント、実施したケアなどを必ず記録に残した。緩和ケアチームのリンクナースを通して、現在の揺れ動いている気持ちに寄り添っていってほしいことを病棟の担当看護師に伝えた。

　Rさんは徐々に状態が悪化し、痛みが頻回に出現するようになってきた。ある日、担当看護師と一緒に体位変換を行なうと痛みの増強を訴えた。病棟スタッフへ、体動時や体位変換の時には予防的にレスキュー薬の投与を行なうことが苦痛軽減に効果的であることを伝えた。

　Rさんは「今まで抗がん剤の治療をしてきたけど、病気に勝ったとか負けたとかではなく、もう痛みがないようにしてもらいたいと思い、先

生にお願いしたの。主人に話したら、どうしてそんなこと言うんだと言われたけど。…もう、痛みだけ取ってほしい。モルヒネも増やしてもらったし、レスキューをしてもらっても、効いているのかどうなのかわからない。…あとはドルミカムを使ってもらうしかないのかな…」とつぶやくように言った。

　私はRさんの話を傾聴し、苦痛が今まで以上に辛くなってきたことを受け止めた。鎮静が必要な段階であることを考慮し、Rさんに鎮静についても説明した。ドルミカムを持続的に使用することだけではなく、苦痛増強時や夜間など、間欠的に使用する方法もあることを説明し、このことを主治医や病棟スタッフへも伝えた。今まで積極的治療について考えていた医師も、鎮静の時期に来ていると判断していた。

　2日後、本人の希望で鎮静が開始された。それを知って私はRさんに会いに行った。するとRさんは今まで見たことのない満面の笑顔で、「やっと私が望んでいた世界に来れました。うれしい…何も考えずにぐっすり眠れてよかった。ありがとう」と話された。今までは十分な睡眠がとれていなかったということを改めて知り、Rさんの笑顔を見たとき、私は心の中で小さなガッツポーズをとった。

　ホスピス病棟で提供していたケアと同じであった。初めは患者さんのそばでゆっくり話を傾聴し、いま、何がこの人にとって必要なことかを見極めて介入する。そうした援助を継続していくなかで、気がつくと緩和ケアチームへの依頼件数がどんどん増加していった。2年後には年間93件にもなった。

## 訪問看護師との連携

　地域の訪問看護師と連携を図り太いパイプをつなぐこともできた。訪問看護師がかかわっている利用者さんのリンパ浮腫に対して相談を受けた。訪問看護師は利用者さんから「足が重苦しい」と訴えがあり、軽いマッサージを行なっていたが、病状の悪化とともに浮腫も増強してしま

った。今後、どのように看護を展開していったらよいのか戸惑いを感じ、私に相談してきたのである。彼女とのつながりは、以前、研修会で顔を合わせたことによる。相談は基本的にメールでのやり取りであった。まずは、浮腫のアセスメントを行なってもらい、その上でどの程度マッサージを行なったらよいか一緒に考えていくことを返信した。アセスメントの結果、今の状態での改善は難しかったが、合併症は起こしていなかった。そこで、リンパ漏や蜂窩織炎などを起こさないようにスキンケア、保湿を行なっていくことが重要であると考え、ケアの方法を具体的に伝えた。また、ケアに家族の参加を取り入れることでグリーフケアにつながることも提案した。

　亡くなった後、訪問看護師から、利用者さんに気持ちいいと感じてもらえたようだったとの報告があった。私は少しでも利用者さんの苦痛が軽減し、今以上にリンパ浮腫を悪化させないことが目標であったため、ケアは達成できたと評価し、訪問看護師にそのことを言葉で伝えた。それから訪問看護ステーションと顔の見える良い関係がつくられた。私が関わっている終末期の患者さんが在宅を希望されたとき、スムーズに在宅へと移行できた。このような経験はチームアプローチや地域との連携について学ぶ機会となった。

## 再びホスピスへ

　3年半ぶりに地元へ帰って来て、また、ホスピスで働くことになった。再びじっくりと時間をかけて患者さん、家族と関われるのは本当にうれしいことである。私はこれからも患者さんが最期をその人らしく過ごせるよう、家族の次に近い存在でそばに居続けたいと思っている。
　緩和ケア認定看護師の役割は、がんに伴う体と心の痛みや辛さを和らげる専門的な知識、技術を持って、患者さん、家族、そして医療従事者にも提供していくことである。がんになっても患者さんや家族が最後まで自分らしく、今までと同じような生活を維持していけるよう支援して

いきたい。主役は患者さん、家族である。私たちは応援団。それぞれ専門のスタッフがチームを組んで最後まで支え続けられるよう、がん看護、緩和ケアの種を蒔き続けたい。

### ちばくみこ

一般財団法人慈山会医学研究所付属坪井病院ホスピス病棟。2005年緩和ケア認定看護師の資格取得。16年働いた坪井病院を退職後、宮城県の病院の緩和ケアチームで専従看護師として活動する。2011年12月より坪井病院に再就職し、ホスピスナースとして日々活動している。

●**がん看護研究会と私**…平成15年の第1回シンポジウムで初めてシンポジストとして発表しました。そのとき事例として取り上げた患者様の遺族と先日、再会しました。当時の私は未熟であったことを振り返るとともに、10年経って遺族と話ができる嬉しさで涙が止まりませんでした。発表原稿を悩んでまとめる苦しさは決して無駄ではなかったのです。こうして、今まで「がん看護」を続けてこれたのはがん看護研究会があったからだと、その存在の大きさを再認識しました。

# がん看護の道を歩む原動力

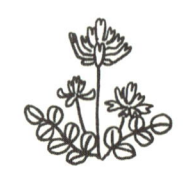

幕田 望
(緩和ケア認定看護師)

　がん看護研究会に参加して約7年になる。今回、この文をまとめるにあたり初めて研究会に参加した日のことを思い出している。事例検討会での研究会のメンバーの患者をとらえる視野の広さ、エビデンスに基づく看護実践が新鮮で、私には衝撃的でさえあった。これまで自分がしてきた看護を振り返って愕然とした。新しい知識や技術をたくさん学んだ。その都度、研究会のメンバーの方々と同じように感じ、考え、エビデンスに基づくがん看護ができるようになりたい、スキルを身につけたいと強く思った。研究会での看護師の先輩方との出会いが、がん看護の道を歩む私の原動力となったように思う。そして今、私は緩和ケア認定看護師として活動している。

## 一人の患者に「寄り添うこと」の意味を教えられて

　がん医療の現場にいて、認定看護師をめざしてはいたが、目の前の業務に追われ、目標が見えなくなることもあった。そんな私が、進学への一歩を踏み出せたのは、ある患者さんとの出会いがあったからである。
　がんの終末期を過ごす患者J氏は30代、現役の看護師であった。彼女は、県外のがん専門病院で治療をし、最期を家族とともに故郷で過ご

したいと希望し、転院してきた。道中の危険性を抱えながらも故郷への思いを膨らませ、最後の力を振りしぼって帰省したのだった。初めて彼女に会ったとき、「なんて穏やかな笑顔をしているのだろう」と印象的だった。いま思えば恥ずかしいことであるが、がんの終末期を過ごす患者がこんなにも穏やかな笑顔になるという経験が私にはなかった。それまで、多くの患者と関わってきたが、業務に追われ、患者にとっての幸福や生活の質というものを考えることができていなかったのである。

　私は終末期を過ごす若い女性へのケアに自信が持てず、また、リンパ浮腫やがん性疼痛に対する苦痛緩和の方法に迷い、立ち止まるばかりであった。しかし、J氏は苦痛を抱えながらもいつも穏やかな表情で感謝の言葉を伝えてくれた。結果、J氏は「自宅に帰りたい」という最終目標を達成し、自宅で家族に見守られるなか旅立たれた。

　退院の際、J氏は「私を引き受けてくれてありがとう。福島に帰れただけでも幸せなのに、家に帰れるなんて。本当にありがとう」と言った。私は、症状緩和を十分に行なうことができなかった。しかし、悩みながらも寄り添うことで、自宅に帰りたいという彼女の最終目標を引き出し、在宅支援を行なうことができたことは評価できた。それは、看護師であったJ氏が私に教えてくれたことであった。この経験から、「寄り添うこと」の意味を考えるようになった。同時に、患者の病態を正確に把握し全人的にアセスメントできる能力、そして根拠に基づく看護ケアの実践ができるようになることを、はっきりと自分の課題として意識した。そうして、私は認定看護師教育課程に進んだ。

## 弱い自分を救ってくれたのは

　認定看護師の資格を取得し、臨床の現場に戻ると、想像していた以上に多くの問題に直面した。自身の知識・技術の未熟さ、組織との交渉の難しさ、他部門との連携の困難さ、スタッフに受け入れてもらえない辛さ。そのような毎日が続いて自暴自棄になることもあった。もちろん、

それは自分の弱さからくるものであり、それが自分でもわかっていたからこそ、なお苦しかったように思う。

　経験の浅い私に、使命感に押しつぶされそうになっているということを気づかせてくれ、私を救ってくれたのはがん看護研究会の先輩方であった。同じように辛い思いをしたり悩んだり、苦しい時期もあったことを語り、焦らず、いま自分がいるフィールドでしっかりと足元を固めることの大切さを教えてくれたのだ。このことをきっかけに、一人で悩み考え抜くことが最良な方法ではなく、肩の力を抜き、同じような悩みを経験した先輩方に相談してよいのだと思うことができ、「相談する」というスキルを身につけることができたように思う。

　また、同じように私を救ってくれたのは、煩雑化する業務に追われながらも必死で患者に向き合う現場の看護師や、一緒に活動する緩和ケアチームのメンバーである。私が所属する部署の入院患者は、がん患者が占める割合が多く、壮年期のがん患者の苦痛緩和に困難を極めることがある。壮年期の患者は、身体的・精神的苦痛はもちろんであるが、仕事の問題、家族の問題など社会的苦痛を多く抱える人が少なくない。また、看取りの場面も壮絶であることがある。そのような患者・家族に向き合っていると、いくらスキルを学び、多くの経験を積み重ねていても、こちらも辛い時はあり、正直、看護の現場から距離を置きたくなることもある。そんな感情に襲われて、悩んでいる私をいつも原点に戻してくれるのは、現場でともに患者に寄り添う看護師の仲間の存在である。私が自信をなくしている時は、「できていること」を客観的に評価してくれるのだ。

　看護師ががん看護の現場で多くのジレンマを抱え、疲弊しがちなことにも気づいた。そして、緩和ケアの質の向上をミッションとする認定看護師にとって、ケアの提供者である現場の看護師の支援も非常に重要なことであると考えるようになった。

　昨年より、看護師のストレスマネジメント、緩和ケアに対する困難感を軽減する取り組みについての研究を始めた。高度・煩雑化する医療の

現場で一生懸命患者と家族に寄り添う看護師を支援できるスキルを身につける必要がある。また、がん看護に携わる看護師が生き生きと働ける環境に整備していきたい。

## 光をみつける

　がん看護の魅力、それは人の深いところに寄り添うことができるということ。すぐに評価できる結果が出ないことが多い分野ではあるが、一人の人の生き方を支え、人生という舞台の役者をお手伝いする黒子の役割を担うのが看護師であると考える。どのような苦悩の中にいても、しっかりと患者と向き合い、根拠に基づく症状緩和を行ないながら、その人の中にある光をみつけ、輝くための支援をすることにやりがいを感じるのもまた、がん看護の魅力ではないかと思う。

　今後も多くの問題に直面することはあると思うが、これまでの先輩方からの教えや共に働くスタッフからの励ましを大切にし、患者・家族がその人らしく生きるために「看護の力でできること」を探求していきたいと思う。まだまだ未熟な私ではあるが、自分にできることを一つずつ丁寧に、そして誠実にチャレンジしていきたい。これが、私のがん看護への思いである。

> **まくたのぞみ**
>
> 財団法人湯浅報恩会寿泉堂綜合病院。2009年に緩和ケア認定看護師の資格を取得。病棟勤務の傍ら院内・関連施設を横断的に活動し緩和ケアにおける実践・指導・相談を行なっている。その他、他医療機関のELNEC-J（End-of-Life Nursing Education Consortium：2000年に米国のアメリカ看護大学協会とCity of Hope National Medical Centerが設立した共同体。エンド・オブ・ライフ・ケアを提供する看護師に必要な知識を教育するための系統的・包括的なプログラムを開発・提供。ELNEC-JはELNECのプログラムの日本版で一般看護師のための教育プログラム）指導者と協働し、地域の看護師に対しエンド・オブ・ライフケアの研修会を開催している。
>
> ●**がん看護研究会と私**…7年前、入会したての私にとってのがん看護研究会は、

新鮮で多くの情報を得られる学びの場であった。現在も、事例検討会をとおして多くの知識・技術を習得することができており、スキルアップの場であると同時に、荒川先生はじめ認定看護師の先輩方や他施設のがん看護に携わる看護師との貴重な出会いの場でもある。多くの会員の方のご指導・ご支援があったからこそ、今の私が存在していると強く感じている。今後も研究会での活動をとおし、福島県のがん看護の質の向上に努めるとともに、研究会で広げることができたネットワークと人とのつながりを大切にしていきたいと考えている。

# 臨床が好きだからそこにいる
がん看護専門看護師として

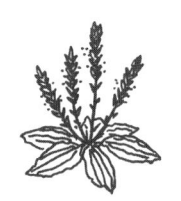

保坂ルミ
（がん看護専門看護師）

## なぜ自分は看護の仕事を選んだのか

　なぜ自分は看護の仕事を選んだのか、実は今でもよくわからない。小さいころから強い憧れがあったわけでもなく、人助けをしたいなどという崇高な信念があったわけでもない。しかし、大学で文学を学ぶ予定であった私は、高校卒業直前、周囲の意に反して看護の道を選択した。がん看護のスペシャリストと呼ばれ、精進する日々を送る今の私の姿を、花の高校生が想像できたはずはない。ただ、がん看護への関心は、よくよく考えてみると、この頃から始まっていたように思う。高校時代に読んだ多くの本の中には医療に関する小説やドキュメンタリー、患者の闘病記に類するものがあり、それらの影響があったのかもしれない。特に柳田邦男の『ガン回廊の朝』ではがんと闘い日々奮闘する医師たちを知り、患者の立場から描かれた『明日に刻む闘い』ではホスピスや、がん患者の痛み、その治療について興味をそそられた[1]。がんという病の苦悩、がんに立ち向かう、あるいは向き合って生きる患者や医療者の姿から、「生きる」ことへの愛おしさや人間の力強さに感動したことを思

---

[1] 『ガン回廊の朝』講談社, 1979. 『明日に刻む闘い――ガン回廊からの報告』文藝春秋, 1981.

い出す。また、祖父ががんで逝ってしまったことの影響があるかもしれない。中学生だった私は、がんに罹った辛そうな祖父の様子を見て佇み、世の中にこんなにも悲しいことが起こるのだと知った。

## 看護はもっと何かができるはずだ

　私が新人ナースと呼ばれた時代はまだ、がんという病名さえも告知されずに治療が行なわれていた。現在、患者さんが告知を受けずにがん治療がすすめられることは余程の事情がない限りあり得ないが、当時の病棟で告知を受けていた患者は1人か2人くらいだったと思う。患者はがんという病名にうすうす気づいたり、確信しているだろうケースが多かったにもかかわらず、医療者は隠し続けていた。患者は、私たち新人ナースに「私はがんなんだろう」「先生から聞いたよ。悪い病気だって」「あと、どのくらい生きられるのかな」などと、いわゆる鎌をかけてくることがあって、そんな時はいつも口から心臓が飛び出そうになった。

　いつも、後ろめたいような、巻き込まれたくないという気持ちがあった。自分でも、そのような状態は「何かがおかしい」とは思いつつも、説明できないし、どう考えていいかわからず、状況を変えることなど到底できなかったのである。いま考えれば、真実を知りたいという叫びに対し、患者さんの心の声を聴こうとしていたのだろうかと、後悔のみならず、さまざまな思いが交錯するのである。

　ある時、このことについて指摘を受けた。「なぜ告知をしないのか。誰の人生なのか」と。その言葉は重くのしかかった。しかし、状況説明など質問の意図を外れた返答しかできなかった。その時の私は、目の前にある現象を見極めようとしていなかった。だが、たとえそうしたとしても、患者の立場に立ち、医師や先輩看護師らに意見を述べ、状況を変えることが、私に果たしてできるだろうか。この頃から、自分には何が必要なのかを真剣に考え始めたように思う。

　自分が変わらなければ状況を変えることはできない。このままだった

ら、このままなのだ。患者さんを理解し、ケアするための知識、技術、何が必要とされるのか。

しかし、知識や技術ばかりではではなく、ここで本当に欠けていたのは、私たちの「患者を信じる力」だった。このことに気づいたのはもう少し経ってからのことである。患者さんを尊重する、そんな看護の大前提を見過ごしていたなんて、つまり看護（自分）は驕っていたのではないだろうか。

臨床で出会う患者さんはいつもさまざまなメッセージを送ってくれた。年齢的にも大先輩である人たちが多く、患者さん方からは励ましや勇気、癒しや温かい言葉もたくさんいただいた。そんな時、私は素直に嬉しかった。人生の大先輩である患者さんの若い看護師に対する配慮や気遣いも随分あったのだろう。改めて、患者さんに育てられてきたのだということを思う。

そして、「看護はもっともっと何かができるはずだ」とも思っている。がん看護の道を歩むなかで、そう確信するようになったのである。

## ゆっくりと成長させてくれたもの

がん看護の経験を重ねて10年目に、日本看護協会主催の緩和ケアナース養成研修受講の機会を得た。探究心が高まっていた私に、この情報はまたとないものだった。早速看護部へ申し出ると、レポートを作成するようにとの指示があった。実はこの頃、私は腰痛のため整形外科に通院し、まともに仕事ができていなかった。座位を取ることもままならず、しかし絶対に研修を受けたいという意気込みから文献の読み込みやレポート作成は立ったままで行ない、私の体を心配する看護部長を説得した。いま思うと、よくあのようなことができたものだと我ながら感心する。参加した研修は充実していた。私の中で何かが変わっていったように思う。

当時働いていた病棟は90％以上ががん患者さんで、がんの診断期か

ら積極的治療期の患者さん、看取りの時期の患者さんでいつも満床状態であり、多忙極まりない状況であった。それでも看護師はチームとしてケアを行ない、精一杯患者さんに向き合っていた。「その人らしくあるように」が、その当時の私のケアのスタンスだった。意識があってもなくても、寝たきりになってもそうではなくても、どんな患者さんでも。まだ今よりも病院の在院期間が長かったため、その分患者さんやご家族と関わる時間も長かった。このことは患者さんやご家族との関係性を深めることにつながり、ケアの至らなさはあったであろうが、今よりは個別性を重んじたケアが提供できたと思う。ここでも、患者さんやご家族がゆっくりと私を成長させてくれた。この頃の体験をとおして、私は"Not doing but being"の本当の意味を理解し、その大切さが心に刻まれたように感じている。

　このように書いてくると、まるで順風満帆のように思われるかもしれないが、決してそうではない。患者の治療方針の決定、症状コントロール、家族ケア、倫理的問題、在宅移行、看取りの場の選択、他職種との関係など、対応困難で複雑な問題は山積みであった。むしろ研修を終えて視点が広がったからこそ見えてきたものがあり、乗り越えられない壁が立ち塞がっているようなことが何度もあった。どうすればよいのか私なりに苦悩し、疲弊したこともたびたびであった。そのような時に支えとなったのは、看護師の先輩方が開催していた緩和ケア学習会（59-60頁参照）や、がん看護研究会であった。がん看護のあり方について、大学の看護教員、諸先輩方や同僚、他病院の看護師から示唆を得ただけではない、明日からのパワーをもらって臨床に戻っていくことができた。

## 心に生きている患者さんたちへの「ありがとう」

　臨床経験が長くなると忘れられない患者さんやご家族は多い。どのケースも患者さんやご家族から教えられ、助けられた気がしている。
　私が緩和ケアナースの研修に行く直前のことであった。ご家族のサポ

ートがまったくない患者の看取りを初めて経験した。終末期で緩和ケアを目的に入院した70代女性のTさんである。息子さんが1人いたが、重い障害のため施設に入所されており、他に身寄りがなかった。ご自分のことはすべて理解されていたから、動けるうちにと外出しては息子さんの施設に面会に行き、また身辺の整理を済ませていた。私は初めの頃、Tさんに何ができるだろうかと模索し、寄り添っていけるだろうかと少し緊張していたのだが、Tさんはとても気さくで、病気の話ばかりではなくご自分の歴史をライフレビューとして語ってくれた。徐々にベッド上の生活となり、看護師は少しでも口に入るものを食べてもらおうと、食事のたびに注文を聞いて買い物に行った。いつも「食堂のおうどん」だった。そして看護師の目を見て「いつもありがとう」が決まった言葉であった。病棟では静かな存在で、看護師からすればもう少し我がままを言ってほしい程であった。幸い痛みはあまりなかったが、強い倦怠感と呼吸苦痛が出現するようになってきた頃、Tさんは先のことについて、医師から苦痛緩和の手段となるセデーションの説明を受けた。頷きながら下を向いて聞いているTさんの姿が今も忘れられない。

個室で誰も面会に訪れることはなかったため、看護師はTさんが孤独感でいっぱいなのではと心配し、何かできることはないかと焦っていた。このことを悟っていたのか、ある時、部屋を訪問した私に「これまでも一人で頑張ってきたからね。今は本当に寂しくはないよ。いつものことよ。ありがとう」と言った。この後、Tさんと私は逝去後のことについて語り合った。そして、「お願いがある。私がこの病院を出る時にお花を添えてくれたら嬉しい」という希望を聞くことができた。間もなく、Tさんの「もう眠りにつきたい」との言葉でセデーションが開始され、3日後にTさんは逝去された。医師と看護師で見送った。

私が忘れがたいのは、Tさんが厳し過ぎる状況を受け入れ、一人の女性として、母親として凛とした姿で旅立たれたことだけではない。Tさんからの「寂しくはないよ」との言葉に、何かできることはないかと焦る看護師の姿が見透かされたようで、何とも申し訳ない気持ちになった

のだ。

　看護師から患者のことについて「かわいそう」という言葉を聞くことがある。しかし、私はそれに安易に同調することができない。共感ではあっても、決して同情であってはならないと思っている。後から考えてみると、看護師はTさんの人柄にずいぶんと励まされ、癒されながらケアをしていた。看護師がTさんを受け入れるのではなく、Tさんが看護師を受け入れたこと、ケアをしてくれていたことに気づく。Tさんへ「ありがとう」を届けたい。

## 日々研鑽——到達は新たな道の始まり

　縁があって大学院でがん看護学を学ぶ機会を得た。がん医療の場を看護の立場からさらに質の良いものに、看護の力をもっと発揮したいという思いであった。学べば学ぶほどに「まだまだの自分」が見え、そんな自分と向き合わざるを得ないことが本当に辛かった。がん看護領域を担当されていた荒川唱子先生は、よく"Growing Pain"のことを話されていた。訳すれば「成長痛」であろうか。自分に負荷をかけることでの辛さや大変さという意味だったように思う。負荷のない実践は、何の成長にもつながらない。すなわち、成長のためには、自分の"Comfort Zone"からの脱出が必要であり、自分に負荷をかけることで新しい自分を構築していかなければならないのだと解釈している。このことはがん看護専門看護師として、看護師の一人として、人として、今でもこれからも基盤となる考えである。大学院でのがん看護の学びで、また私の中の何かが変わっていった。

　大学院修了の数年後、私はがん看護専門看護師課程の科目履修生となっていた。

　がん専門看護師認定審査前、ある会議で、著名な先輩がん看護専門看護師に緊張しつつも身を乗り出しながら質問したことがある。「どうしたら専門看護師としてこのような素晴らしい活動ができるのですか」

と。「これで良かったと思う日はまずないわよ。失敗したと思うことのほうが多くて、悩む日々、そんな毎日ですよ」とにこやかに話され、私は気が抜けた。日々研鑽、そしてその謙虚さの陰に努力し続けることの大切さを感じた。そして私自身、かつては「雲の上の存在」と思っていたがん看護専門看護師になっている。がん看護の世界で少しずつ、少しずつ歩んできたら到達していたのであり、そこからがまた新たな道の始まりなのであった。

## 考える看護師であれ

　がん医療の発展は目覚ましく、がんに関する政策も刷新される日々である。がん看護においては、がん発症の部位、病期、多数の治療や辿る経過に加え、患者さんやご家族側の疾患以外の要因も絡むため、実に多種多様で複雑なケースが存在することになる。これらのケースは人としての尊厳やQOLの側面に影響し、生死にかかわる重大な出来事を体験している。そこに関わる看護師もまた、患者さんやご家族へのケアに苦悩する。しかし、その中でも懸命にサポートしようとチームを構成し、多彩なケアの提供ができるのは、がん看護ならではの魅力ではないだろうか。

　がん専門看護師になり、がん患者さんの倫理に関する問題と向き合うことが多くなった。がん看護研究会のコアグループでも昨年度に引き続き今年度も「がん看護の倫理」に取り組む。「倫理って答がないので苦手です」という看護師が多いことに気づく。確かに答えは1つではない。倫理の原則やら価値観の対立等の言葉が出てくると、固い話のようでもある。しかし、看護師その人を通して「人」にケアが提供されるのが看護であることを考えると、看護師の倫理観（看護の倫理）というものは非常に重要で、かつ看護師としてケアに関わる以上逃れられないものである。がん看護に携わる看護師は、考えて考え尽くしても、これだと答えることができないかもしれないけれど、それでも最善を尽くすために

考え続けることはできる。考え続けることに耐えられる看護師であってほしいと思う。患者さんやご家族をサポートしていく専門家であるのなら、考え続けることに強い覚悟を持たなければならない。「考える看護師であれ」これは自分に言い聞かせていることでもある。

## 仲間がいるからこそ

　最後にがん看護研究会のことを書きたいと思う。この研究会は、がん看護の質の向上を図るべく福島県内の看護師が２か月に１度集まり、事例検討会やコアグループを作って活動している。年に２回程、メンバーが力を合わせてシンポジウムの開催等も行なっている。メンバーは皆、がん看護に真摯に向き合う看護師ばかり。個性豊かで素敵な、熱い看護師たちである。毎回の事例検討にはじっくりと時間をかけ、ケースについてメンバーが率直に意見を交換し合う。いつも荒川唱子先生がスーパーバイザーとなり、私たちを見守り、温かくサポートしてくださる。ふだん、看護師は組織や所属を超えて事例を検討することは少ないだろう。組織文化背景の違うナースがこのような機会を持つことは、看護の視野を広げ、臨床でのケアに活きる。持ち寄られた事例が他者の目をとおして客観的・多角的にとらえられることで、新たなケアの方向性が見いだせるし、臨床におけるケア（アイデア）の引き出しを増やすことができる。また、組織の実情を分かちあい、お互いが認めあい、励ましあうことが、看護師として歩んでいく原動力となっているのを感じる。

　研究会のメンバーは、臨床看護が好きな人ばかりである。私も臨床看護が面白いから臨床にいる。これからもがん看護について共に分かち合い、共に歩んでいくことができれば、これほど嬉しいことはない。

**ほさかるみ**
公立大学法人福島県立医科大学附属病院。看護部管理室兼臨床腫瘍センター所属。福島県生まれ。緩和ケアナース養成研修（日本看護協会）修了。福島県立医科大学

大学院看護学研究科修了、がん看護専門看護師。リンパ浮腫療法士。「がんの患者さんやご家族、がん医療に携わるスタッフとともに」がコンセプト。

●がん看護研究会と私……この本をがん看護研究会のメンバーで作り上げようと話し合いをしていた時、誰かが研究会の始まりはいつだったのかと私に問いかけてきた。突然のことでよく思い出せないでいると、そばに居られた荒川先生がタイミングよく「平成11年11月が第1回で・・・」と返答してくださり、私は少し恥ずかしい思いをした。確かに、私は第1回がん看護研究会に参加していた。参加の動機は、臨床におけるがん看護で困難を抱えていたことも大きいが、同時にがん看護の魅力に気づいていた頃でもあり、何よりも「研究会」という病院組織とは別の新しいかたちにふれてみたい、その中で何か変わるかもしれない…ということだった。

「この会には自らがん看護を学んでいく、自らの力で動かしていくという積極的な姿勢をお持ちの方に参加していただきたい」という先生の言葉が印象深かった。研究会では受け身の姿勢ではなく、自らが考え、行動し、学びを深める姿勢が求められているのだと解釈した。とはいえ、自分がそれに該当する看護師であると胸を張れたわけではない。看護学部の教員や他施設の看護師の方々に囲まれ、緊張して何も発言できずに参加していたことが思い出される。研究会では、毎回事例検討が中心に進められていった。それは今も変わらない。丁寧に事例を検討していく過程で、その状況に共感しつつ日頃の看護の悩みや困難に対して多くの意見や思いが語られる。時には感情が噴き出したりもする。がん患者や家族に対する強い思いがあってこそのこと。研究会のメンバー同士がいつも共に働いているわけではないのに、なぜか通じ合うものがあるように思う。メンバーとコミュニケーションが図れることの面白さを感じている。そして、毎回のように考えさせられること、思い起こさせられることがあり学びにつながっている。今では、事例検討会では必ず発言すること、と自分に課している。

平成15年から年に1～2回、旬なテーマを掲げて公開シンポジウムが開催され、17回に至っている。また、下部会活動なる自発的なグループ活動も行なわれてきた。メンバーの中からがん関連の認定看護師や専門看護師等も誕生している。これまでの活動内容の一覧をみてみると、がん看護研究会も時代に応じて少しずつ進化を遂げていることがを認められて感慨深い。時代と言えば、今年1月「がん診療連携拠点病院等の整備に関する指針」が通知された（平成26年1月10日、厚生労働省健康局長）。「がん患者とその家族が納得して治療を受けられる環境の整備とチーム医療の体制整備」がさらに具体的に進められていく。看護師への大きな期待が込められている文面をみると身が引き締まる思いである。

がん看護研究会は福島の看護師が中心の研究会である。福島の地でがん看護を高めていこうと願う看護師が同志的なつながりを持つことで、未来への力になり得ると考えている。改めて初心に戻って、がん看護を自らの頭で考え、自律的に行動し、学びを深めていこう。がん患者やその家族のために、また、福島の人々のために何ができるのか、何をめざすのかを共に考えていくことが求められているのではないだろうか。この歴史ある研究会の一員であることを誇りにして、励み、歩んでいきたい。

# III 明日に向かって

座談会●出席者
保坂ルミ　　渋木登美代　　安斎　紀　　荒川唱子

- 書くことの意味、読むことで伝わるもの
- 知識、技術、感性、経験
- 専門看護師の自覚について
- 事例検討会──同じ事例ということはない
- がん看護を学び、語り合える拠点として

# 座談会

## 書くことの意味、読むことで伝わるもの

●それぞれが、がん看護の物語を持っている

　**保坂**　私たちの文章がこのようにまとめられて本になろうとしているのですが、読み終えたところでの率直な感想から始めましょう。

　**渋木**　やはりどの方のを読んでも、現在まで看護師としてすすんでこられたのは、がんになられた患者さんとの出会いがあったからなんですね。皆さんが一生懸命取り組まれている原点を知ることができました。私自身もそうでしたが、看護師としてステップアップしていくためには、そのような出会いと経験がとても重要なんだということを改めて思いました。

　**安斎**　たぶん皆そうなんだろうと思いますが、個人的な体験を振り返って、看護師である自分にとっての意味をじっくり考えるということはしてきませんでした。私は、「本にする」という具体的な目標があって、問いかけられたことで、その機会が持てました。文章化するために自分自身のことを考える時間が持てたのはとてもよかった。ずっといままで無我夢中で、なぜ自分が看護の仕事を続けているのだろうと、立ち止まって考えたとき、心に残る患者さんのことが思い浮かびました。もっと何かをしてあげられたのではないかとか、これでよかったのかとか、看護師としての未熟さとか、その時にいろいろ思ったことは今も生きていることがわかりました。患者さんとかかわらせてもらったことをきっかけに、もっとよいケアをしていこう、よいかかわりをしたいということを思ってがん看護を学んできたんですね。そういう部分は皆さんと共通しているな、と思いました。その中でもとくに、スペシャリストを目ざして進んでいく人たちが書かれたのを読んで感じたのは、変な言い方ですけど「反省する人たち」なんだ、ということです。まあ、当然といえば当然ですが、自分の勉強不足を強く感じる人たちが、実際学びの道を進んでいらっしゃる。

**荒川** 私ね、がん看護っていうことに関心を持ち始めたのは、がんは日本の医療の中で隠されている、患者さんにも隠して、言ってしまえば、だましつつやってきていることに疑問を持って、何とかしていかなければという足掻(あが)きの中でなんです。それで、他の領域の看護のことはあまり知らないということもあるのでしょうが、私自身の中に看護＝がん看護みたいに思っているところがあるんですよ。実際、がんの看護っていうことを考えると、やっぱり生きていくっていうことに関しての問いにつながる。看護師は患者本人の希望をどういうふうにしたら達せられるか、という思いでやっていくじゃないですか。がんのさまざまなステージがあって、ステージによって看護の仕方も違ってくることがあります。でも、やっぱり究極的にはターミナルケアというか、要するにその人の人生を終えるためのケア、そのケアにどのように関わるかということが頭の中にあるように思います。そうすると、自分を振り返ってみて、少しくらいは進歩しているかもしれないけれども、十分ではないよな、という思いがあるんです。不全感と言うんですかね。それをそのままにしないで、いい看護をしていくためにはどうすればいいのかを考えていくことにつなげたい。この研究会にもそういう思いで臨んでいて、現在もまったく変わりません。「これでいい」っていうことはなくて、生涯続くことなんだろうなと思っていますけどね。それで、皆さんが書いたものを読んでいると、やっぱりすごく個人が出てくるわけ。それがとても印象深くて、ひきつけられました。

**保坂** 私もそれぞれの「がん看護の物語」を読ませていただいて、がん看護への向き合い方は、病んでいる人と人としてかかわるスタンスを表わしていて、看護師としてのベースは同じなのかもしれませんが、それぞれの思いや関心、経験で培ってきたものというのは決して画一的な言葉でまとめられるものではないと思いました。年齢も背景もさまざまなメンバーが、それぞれのがん看護の物語を持っている。そのように経験されたがん看護の歴史を垣間見て、気持ちがいっぱいになりました。読みながらはっとさせられることもありました。こうして活字になった

ことで、読者も私のようにはっとしたり、何か今までと違った視点で考えられたりする人もいるのではないかと思うと、本にしてよかったと思いました。他の人がどのように看護師として成長してきたのか、歩んでいるのかということは、なかなかわかりにくいことです。違う場所で自分と同じようにがん看護に奮闘中の人たちがいると思うと、大きな励みになると思います。もちろん看護師としての辛い思いや悩み、苦しむ様子も見えてきて、それが痛いほど理解できましたが、それでもあきらめないで看護師としてそこにいるんですよね。どんな仕事もそうでしょうが、辛いことばかりではない。それ以上に看護は魅力的な仕事なんだと思います。それが確かめられたように思って、また頑張っていこうという力になります。

　荒川　そうよね。この本を企画する前に、漠然とではあったけれど、私、がん看護に関する本を書きたいということをずっと思っていたんです。自分なりに視点を明確にしてがん看護を展開するという趣旨でまとめるとしたら、どんなことが書けるだろうと思ったこともありました。でもね、そういうようなことで自分の考えをまとめようとすることと、10何年間も続いているこのがん看護研究会で培ってきたものとを切り離すことはできない。で、研究会の意味を改めて考えてみたし、「私が」だけではなく、おそらく参加者全員が大切に思っていることをね、どういう形でか生かしたいという思いが強くなったんです。それから発想を変えちゃって、みなさんに「私たちの本を作りたい」という提案をしたわけです。そうしたら、みんなが力を出し合ってこれだけ立派なものが生まれようとしている。みんなで作りたいって言ったことはよかったんだなと思いました。読むとメンバー個々の思いが十分伝わってくる。これからこの本が自分にはバイブルになるような気がしています。

●二晩語り合ったよう

　安斎　研究会で顔を合わせていても、自分を出して語り合うことは少ないですよね。時間もないし。この本を通して二晩くらい語り合ったみ

たいで、会員同士の交流も深まった感じです。この本に書けなかった会員たちによる第二段につながるといいな。

**保坂** 二晩くらい語り合ったような……、同感です。一緒に活動してきた過程でその人なりの看護観とかスタンスを知る機会はあったけれども、このように一人ひとりが書き上げたものを読むと、何かそれ以上に伝わるものがあるんですね。がん看護に対するキラキラ感とでも言えばいいのかな。

● **書き留めたことは宝**

**渋木** 書くということで振り返ることができるということを、ほんとうに実感しました。病棟でのカンファレンスや事例検討に際しても、参加者がそれぞれの思ったことをその時に書き留めておくことが大事ですね。話し合っただけで終わるのでなく、自分もその口だったなと反省するのですが、書き留めておくということが看護観の確認につながるのではないかと思います。研究会の活動としても、そういうメンバーのメモを集めて発表する機会を持つといいかもしれないですね。事例の「まとめ」だけが学びではない。そこからさらにいろいろと広がっていけるのではないかな、と感じました。

**荒川** いま言ってくださったことは、すべての基本のように思えますね。この「書き留めていく」ということは、どういう風にそれが活かされるかはわからないこともあると思うんですよ。でもね、今日やったこと、明日やること、明後日やることと毎日違ってはいくんだけど、その時書き留めたことは、宝なんですよ。振り返ってみたいって思った時に、何もなければ振り返ることはできません。「振り返り」ということがよく言われているけれど、振り返ってみても思い出せないことってありますよね。だから、その時々に思えることは、たとえ思いつきであったとしても、とても大事なんです。直感的に浮かんだことを書き留めておくことが大事。例えば、私が公舎から大学まで歩いて来る間にコスモスの花を見ながら俳句らしきものがパッと頭に浮かぶ。書き留めようか

な思ったんだけど、忘れるはずないと思って書き留めないでおいたのね。しばらく経ってそれを思い出そうと思っても、決して思い出せないですね（笑）。

## 知識、技術、感性、経験

　**保坂**　ではこのへんで、がん看護における知識、技術、態度において本質的に重要なことは何か、というところへ話をすすめていきたいと思います。みな一応ベテランですから（笑）、その経験知を披歴しながら、ということで。

　**安斎**　自分が経験を積んだから成長しているかどうかは謎ですけれども、ただ色々な患者さんや家族とかかわってきたなかで、患者さんの生死が自分の生き方にも影響している部分は確かにあります。看護師だからというより、人間としての部分なんだと思います。そして、それががん看護の魅力なのではないでしょうか。若いスタッフでも、すごくいいセンスをもってかかわれている人がいます。単に経験を積んでいるからがんの患者さんと向き合えるというわけではないですね。「持って生まれた」と言ってしまうと語弊がありますが、やっぱり何か適性みたいなものがあるんだろうな、と感じます。私は、若い時は早く年をとりたかったんですね。というのは、若い看護師は患者さんに馬鹿にされるというか、なめられてるような気がするというか、きっと、先輩を見ていて、40代とか50代になったら人生に厚みが出てきて、がんの患者さんとも対等に語り合ったりしてかかわれるんじゃないかと思っていました。いまは既にその年齢になってしまったんですけど（笑）。やっぱり患者さんも経験を積んでいる看護師を頼りにしてくれる部分もあるのかなと感じる時はあります。とくに小児の場合、ご家族といろいろ話をするときに、安心感を与えられるというのとはちょっと違うかな、まあ人生の少し先輩でもある看護師として自然に応対できるような気がします。一緒に考えていくことができているのかな。

荒川　年齢を重ねていくことでそれなりによい看護をしていけるということはあるでしょうね。しかし、もっとも大事なのは、やっぱりその人が持っている看護に対する感性っていうようなものだと思います。知識は必要なことではある。緊急時に何が優先されるかといえば、人のよさとか言ってられなくて、知識と技術がない限り患者さんを救えないですからね。やる時はきちんとできる人にならなくちゃいけないって思う。でもねえ、やっぱり、看護の感性というものを重視したいという気持ちが強い。それをしっかり持った上で、知識・技術にすぐれた人であることが望ましいっていう感じでしょうかね。
　安斎　私は、がん看護って看護の基本的なところが問われているのだと思っているので、看護師であれば決して難しくはないと思う。ただ、上司の看護師長さんとかの看護に対する考え方の影響はとても大きいということを感じています。

## ●分けて考えない
　保坂　渋木師長さん、いかがですか。
　渋木　がん看護の知識・技術というところでは、適切なケアを行なうにはやはり知識・技術の習得は非常に大切だと思っています。もちろん、感性の部分というところも育っていかないといけない。患者さんが辛そうにしていることが感じとれることがまず大事ですよね。新人でも、そんな辛さを何とかしてあげたいと強く感じる人っていうのは、知識・技術の習得にも頑張っているように思います。何かしてあげるためには寄り添うことも大事ですが、知識・技術によって回復させられることもある。それを学びたいという姿勢がなければならない。例えば化学療法の副作用で苦しんでいる場合、緩和するのに有用な知識や技術があるわけですから、できることを提供することが求められているんです。まずはジェネラリストとして感じ取る力が必要で、個別的な問題への対応というか、患者さんがSOSを発信している時に高度な知識・技術を適用して助けてくれる存在としてスペシャリストの方たちがいるのか

な、と思います。

　**安斎**　昔、ホスピスの病棟でしたけど、優しいけど採血が下手な看護師と、ひどい看護師だけど採血が上手な人とどっちがいいかというと、患者さんたちからは、採血が上手な人のほうがいいという答えが多かったのを覚えています。なるほどなあ、苦痛を少なくするということはそれほど重要なんだ、と知りました。それからは、知識・技術と感性を分けて考えてはいけないと思っています。

　**荒川**　そういえば、患者さんたちの間で「看護師はブスがいい」なんていう話が交わされていたことがありました。どういうことかというと、まあ、そのように評判の良い「ブス」の看護師がいたらしくて、その看護師さんは頼めばきちんとやってくれる。それに対して、ちゃらちゃらしている看護師はいくら可愛らしくてもダメだと言うんです。患者さんたちにすれば、自分のニーズをきちんと満たしてくれる看護師がいい看護師なんですね。「ブスがいい」というのはどうかと思いますけど、言われていることはわかる。患者体験をすると、そういうことがとてもよくわかりますね。

　**保坂**　知識と技術と感性、そのバランスが大事なのではないですか。ジェネラリストとしては新人から始まって経験を重ねていき、その年代、年代で、年齢を重ねてきたからこそ身についた感性というものもあると思います。ベテランでなくてはなかなかできないこともあるように思います。患者さんもいろいろな患者さんがおられるので、病棟の看護師の年齢構成もバランスがとれているほうが望ましいですよね。看護はいろいろなナースがいてカバーし合って、成り立っている仕事のように思います。看護師は看護をとおして患者さんに育てられ、それからもちろん先輩や後輩等の看護師からも育てられていく。そう考えると、看護師が成長していく環境はとても大事ですよね。知識と技術と感性を育む、そういう環境づくりの一端を私自身担っているとういうことを自覚して、役割を果たしていきたいと思っています。

# 専門看護師の自覚について

●基本の意味をより深く理解する

　**安斎**　そうした自覚は、専門看護師になってからとくに、ということがありますか？

　**保坂**　先日、看護学部の授業に行ったら学生さんから質問がありました。専門看護師になって何が違いましたか、と。専門看護師（CNS）という資格審査が通ったからすぐに専門看護師として活動できるわけではなくて、それまでの厳しい学びを実践に活かす経験とともに成長していくので、それを境に自分が変わったと感じることはありません。看護師としての基本は変わらないし、キャリアを重ねていくということだと思います。ただ、スペシャリストとして役割を遂行するためには高いスキルを要することを知りましたし、それを積極的に担っていくことが自分の仕事なんだと、自分に言い聞かせてはいます。質の高いがん看護を提供できるように、どのように展開すればうまくいくのかということがいつも根底にあります。そんな自覚に立つと、あらゆる側面において、一歩引いた立場で状況を理解し、先見の明を持って判断して動かなくてはならないということを意識するようになった。そういう部分では、やはり以前ジェネラリストでいた頃とは違っていると言ってもいいと思います。目の前の患者さんのことを考えるのは同じだけれども、そこでの優先度や、実際自分はどこまでどう動けばよいのかを考えます。

　**安斎**　看護師としては同じでも、スペシャリストとか看護師長になると、ふつうに自分の患者さんのことやチームのことだけ考えていればいいのとは違うのでしょうね。私の想像でしかないですが、状況を広く見る目ですよね。

　**保坂**　ええ。スペシャリストの養成課程も臨床看護経験は必要とされていて、基本をしっかり踏まえた上で専門性を高めるという考え方があるのだと思います。基本ができていなければ専門性を高めることはできないですよ。

安斎　プロのスポーツ選手が、その道を極めれば極めるほど基本の重要性を知るようになるのと一緒ですね。私たちが思っているがん看護の基本も、スペシャリストになれば、もっと重みのある基本になっていくのかな。

　保坂　基本の意味をより深く理解するということですよね。私の思い描くイメージは、基礎の根っこなしに枝葉は付いていかないというか、花を咲かせ、実をいっぱい付けるためには、根っこからの栄養が必要。

● 責任意識

　荒川　保坂さんがスペシャリストになって、病院全体のがん看護の質についても責任を感じるという意味のことを言われたけれど、私には、その「責任感」がいまひとつよくわからないのね。

　保坂　先生からは、同じような質問を前にもされたことがあります（笑）。

　荒川　スペシャリストになるといろいろなことが見えてくると思うし、病院としての課題もいっぱいあるに違いないけど、それって自分だけで背負う必要もないのではないかという気がしていて、そのあたり、どういう感じなのか、本音を聞いてみたいわけ。

　安斎　学会などで、スペシャリストが話すのを聞くと、私たちはその施設を代表して発表しているようにとらえる、ということはありますね。保坂さんがどこかでがん看護の話をすると、たぶん福島医大病院のがん看護を代表してしゃべっているというふうに思われると思う。そういう意味で自ずと責任意識を持つようになるのではないかしら。

　保坂　私が課題があると言うのは、「がん看護のCNSとして」です。スペシャリストでなくても、看護部長でも新人でも皆、その立場、立場に応じて課題があると考えています。つまり、いま自分が与えられている中での最良を考えていくことが求められているような気がします。自分がどうありたいということばかりではなく、この病院のがん看護はこの方向に向かっていくべきじゃないかということも、やっぱり考える

し、がん看護はこうあるべきだということを組織に伝えていくのもCNSの課題であり、その責任があると思っています。組織の変革まで考えると容易なことではないし、時間がかかることはわかっていますが。

●活動の場を広げていくなかで

　渋木　そのように考える専門看護師や認定看護師の方々がジェネラリストのレベルアップに力を貸してくれれば、病院全体の看護の質も上がっていくはずです。現状の組織図ではスペシャリストの力が十分活用できているとは言えません。私は、スペシャリストがフリーな時間を持って横断的に活動できるようにして、もっと活動の場を広げていくことが重要だと思います。

　保坂　私は、病棟に行って看護師と一緒にケアをすることも大事な私の仕事だと思っています。よく状況を見て自分の役割をつかみます。例えば、口腔内の出血が止まらない患者さんの口腔ケアに若い看護師と一緒に入って、止血に使うガーゼやその当て方とか、他にどんな方法があるとか、そのことを苦痛に思う患者さんをどう理解し、何が必要とされるのかなど、話をしながら関わっていきます。CNSも同じ看護師であり、看護師として対等です。患者さんのシーツが汚れていればシーツ交換もしますし、尿器に尿がたまっていればそれもきれいにします。ナースステーションにいて電話もナースコールもとりますし、患者さんが来られたら「どうかされましたか？」と応対します。まあその時は、この病院の"顔"であることを多少意識しているかもしれません。

　渋木　病棟の看護師もスペシャリストと共に考えたり、助言を受けたりすることの大切さを感じてきているように思います。認知度が高くなって、こういう問題があって自分たちだけでは難しいので、保坂さんにお願いしようというふうになりつつあります。

　保坂　一度患者さんに関わると、その周囲の看護師から、他の患者さんを紹介されたり、相談があったり、「あのちょっと話してもいいですか」と声をかけられたりします。病棟だけでなく外来の方からもありま

す。医師からの紹介もあります。まだ始まりでしかありませんが、所属病棟からはなれてフリーに動ける時間が有効に活用できて、スタッフの間に理解が広がっていったことは実感しています。

渋木　例えば、お亡くなりになった人について自分たちのケアを振り返ってみるデスカンファレンスの方法とか、ちょっとアドバイスをもらえることで、やはりCNSなんだなという認識が高まってきています。

荒川　とても重要なことですね。活動範囲を広げていくなかで、認識が高まり、それが看護の質の向上に貢献している。そういうサイクルが思い描けているのだったら、頑張りたくなりますね。

保坂　はい、頑張りたいと思います（笑）。

荒川　がん看護の知識と技術という面で私がよく考えるのは、現場にいるということの本質的な重要性についてなんです。知識・技術を実際に患者さんに提供できるのは臨床現場なんですから。そのような意味で、私はここにいる3人がうらやましい。教育の場に入ってしまうと、知識は本を読んだり、いろいろなところから入ってくるのですが、それが患者さんに直結していない。だから、その知識の必要性が「ああ、これだ！」という実感として感じられない、というところがあるのね。私、がん看護は教育の中だけではなくて、例えば一週間のうち何日間かは必ず現場に行って、患者さんに接して、感じて、臨床看護師と一緒に看護をすることがとても重要だと思っていて、教育の場と実践の現場をいかにつなげていくかっていうことをいつも意識してやってきました。

保坂　がん看護研究会も、そんな先生の思いがあって生まれたわけですね。

# 事例検討会──同じ事例ということはない

保坂　次に、研究会で毎回行なわれてきた事例検討会に話を移しましょう。会員から事例を提出してもらい、それを共有してディスカッションするなかで色々な学びがありました。今までこの形を変えないで続い

ているのですが、なぜ事例を通して学び続けるのかということについて改めて考えてみたいと思います。

**安斎** 事例検討をするのが楽しみに思えるのは、患者さんて一人ひとり違うと思うんですけど、事例を聞いていると「ああ、こういう人いたなあ」と過去の患者さんを思い出すんですね。取り上げられているのはまったく違う事例なんだけれども、そこに出てくる患者さんとどこか似たような人がいるんですよ。

**荒川** 私は、事例検討って、看護の本質に触れることができる方法なんだって思ってる。まったく同じ事例というのはない。すべて、その人をとおして見えている看護を出してもらう。その一事例からの学びだから、いくら続けても飽和状態にならないのよ。参加者は自らの経験も入れ込んだ形で看護って何かっていう本質的な問いに向き合う。事例検討のたびに考える時間が持てるっていうことが大事なのかな。毎日の仕事は同じことを繰り返しているようではあるけれども、同じ事例ということはないのよね。

**保坂** 事例検討会ではA4の紙に1〜2枚で書かれて事例が提示されます。事例提供者が関わったケースが出てくるので、ペーパーペイシェントとはまったく違います。質疑応答する中で、ナース自身の思いやら、いろいろと絡み合ったものが見えてきて、自分がこうだったらどうなのかと考えさせられる。考える看護ですよね。参加したナースたちが1つの事例に集中して真剣に取り組んでいる状況で、ディスカッションが飛び交うことは本当に貴重な学びの機会だと思います。集まったメンバーはやはり看護が好きな方ばかりでなんですね。事例提供者へのフィードバックは、知識・技術もそうなんですけど、温かいコメント、励ましの言葉や、「それでよかったんだよ」という言葉がある。よく「思いを共有する」とか言いますが、それができる場なのだと思います。日頃悩みや困難に直面しているナースたちにとっては癒しになり、エンパワメントされる場、それが私たちの事例検討会である、と。

**荒川** みんな優しいんですよね。

保坂　はい、とっても。

　荒川　やっていないことをガタガタいうよりも（笑）、やったことをしっかり認めてあげる。そういうふうな感じは、がん看護研究会のメンバーが相互に影響し合って育まれたものなんでしょうね。事例提供するときは皆さんすごく緊張して、どんな厳しい指摘を受けるのだろうと思われるようですが、足りなかったところは明日からの看護に生かしていってほしいっていうような感じで終わりますよね。事例提供者の肩の力が抜けて、励まされて、晴れ晴れとした顔で終えられるっていうことは、とても大きいことではないかなあ。

　安斎　地域でやっているってことのよさがあるように思います。お互いの病院のこともある程度わかっていて、福島でやっているということで、気取らずに悩みを語れる。地域性と言うんですか、何か共有できるものがあって通じやすい。これが東京に行って話そうというと、レベルが高いところへ出ていくような気がして、どうしても構えてしまうのではないかな。

　荒川　レベルが高い事例検討って、どういうような感じで？（笑）

　安斎　それがわからないから（笑）。実際東京に行けば行ったで、たぶん同じ事例検討会だと思うんですけど、それはそれ、私はやっぱり東北人ですから（笑）。

　荒川　私はね、事例検討というのは私たちがやっていることでOKだと思ってるの。東京のような都会でやっているというと、分析的に鋭く切り刻んでいくみたいな感じかなと思っちゃうのかもしれないけど、決してそれだからレベルが高いとかいうことではないんですよ。

　渋木　「あっ、それ自分たちも経験しているね」みたいなことがすぐに返ってくる直接性がいいのだと思います。他人事ではなく、どうしたらいいんだろうねと現実感を持って考えていきやすい気がします。

## がん看護を学び、語り合える拠点として

　**保坂**　事例検討はこれからも継続することを確認して、では最後に、今後のがん看護研究会の活動について何か思っていることはありませんか。

　**安斎**　事例検討のことを話していて、ひらめいたんですけど、公開事例検討会なんていう企画はどうでしょう。公開シンポジウムの中に事例検討を組み入れられるのではないですか。

　**荒川**　公開事例検討会か。私は、自主的な下部会活動を根付かせていくことがこれからの課題だなと考えていました。がん看護研究会で公開シンポジウムや講演会を主催してきたことは、福島県内のがん看護に携わっている看護師さんに大きな影響を与えてきたと思っているので、事例検討を公開で行なうことも考えられなくはないと思います。ただ、やるとしたら、やった後のフォローをしっかりしていかないといけないと思うのね。アンケートをとって、どういう意見がありましただけではなくて、せっかく参加してくれた人たちが継続的につながっていけるにはどうしたらいいかということも考えていきたい。フィードバックから、その先の方向性まで考えるって言ったらいいのかなあ。

　今後さらに発展を目ざすためには、がん看護研究会のメンバーを増やしていくことも必要だと思うし、うーん、この研究会でやっていることをもっとよく現場の人たちに知ってもらいたい。

　**保坂**　PRも必要ですよね。講演会の広報なども、より計画性を持って行なっていかなければ。

　**荒川**　がん看護CNSなんかいない病院もいっぱいあるわけだから、そういう現場の人たちのためにもね、私たちの研究会ならではの企画を考えて、福島県のがん看護をひっぱっていくと言えるくらいの意気込みがあってもいい。エネルギーと時間をすごく使うことですけれど、自分もそれをとおして新たなエネルギーをもらえるんですよ。

　**安斎**　福島県は広いので福島市まで来るのが大変な人もいますが、が

ん看護を学び、語り合える拠点を皆が求めていると思います。この前も南会津から参加したいと言う人がいました。やっぱり「福島だったら来れる」という感じがあるんですね。それを大事にしたい。シンポジウムに参加してくれた人たち全員に、アンケートのまとめを送ってあげたりすることも必要かな。

　荒川　会津やいわきなど、遠方の人たちのためには、たまには会場をそちらに移して行なうことも考えられないかしら。もしかしたら、病院が協賛して会場を貸してくれるかもしれない。そのようなことも将来的な可能性として視野に入れておきましょう。

　渋木　十年以上やっていても研究会の存在をご存知でない方もいらっしゃいます。地域の拠点になっている病院の看護部長さんにチラシをどんどん送って積極的に発信してもらうといい。今度の本も読んでもらえば、強力なPRになりますよ。宣伝しないと。

　安斎　広報と宣伝、頑張ります。

　私、よく知らないのですが、がん看護研究会のような活動は他の県でも行なわれているのでしょうか。

　荒川　あると思います。この研究会の名称なんですけど、以前、頭に「福島」とか付けたほうがいいのではないかと言われたとき、私は、そうはしたくないという思いが強かった。なにも福島に限定することはない。全国から来ればいい（笑）なんて思っていたのですよ。でもね、いま話されたこともよくわかります。だったら、ひらがなで「ふくしまがん看護研究会」っていうふうにするのもいいかなって思いました。それでね、これからは活動内容を全国発信していきましょう。学会発表でなくても、雑誌に投稿する手もあるじゃないですか。

　安斎　そうすれば、全国各地域で頑張っているナースたちとつながれますね。何だかワクワクしてきます。

■編者紹介
荒川唱子（あらかわしょうこ）
福島県立医科大学名誉教授
神奈川県立衛生短期大学卒業後、臨床看護に携わりながら明治学院大学社会学部（二部）卒業、神奈川県立看護教育大学校看護教育学科卒業。熊本大学教育学部看護教員養成課程に助手として勤務。1987年渡米、1995年米国カソリック大学看護学部博士課程修了（看護学博士号取得）。1996年福島県立医科大学医学部助教授、1998～2013年福島県立医科大学看護学部教授。
著書：看護に活かすリラクセーション技法；ホリスティックアプローチ（共編, 医学書院, 2001）、看護に生かすバイオエシックス；よりよい倫理的判断のために（共著, 木村利人監修, 学研, 2004）、アロマセラピー入門；日々の看護に生かすホリスティックアプローチ（共編, 日本看護協会出版会, 2010）、リラクセーション法入門；セルフケアから臨床実践へとつなげるホリスティックナーシング（共編, 日本看護協会出版会, 2013）ほか。

■がん看護研究会
代　表：保坂ルミ
事務局：安斎　紀
連絡先：960-1295 福島市光が丘1番地
　　　　福島県立医科大学附属病院／がん看護研究会事務局
　　　　電話 024-547-1442　　メール moto1721@fmu.ac.jp

☆

2014 年 12 月 1 日　発行

## がん看護から
がん看護の魅力―私たちが
看護師でありつづける理由(わけ)

編者　荒川唱子

著者　がん看護研究会

編集及発行者　宇津木利征

発行所　有限会社すぴか書房
〒351-0114 埼玉県和光市本町 2-6 レインボープラザ 602
電話 048-464-8364　FAX 048-464-8336
utsugi@spica-op.jp
http://www.spica-op.jp
郵便振替口座 00180-6-500068

印刷/製本　シナノパブリッシングプレス
用紙　本文/淡クリーム琥珀 N 84.3g/㎡
見返し/マーメイド｜木の芽

＊本書の全部または一部を無断で複写・複製することは著作権法上での例外を除き禁じられています。複写を希望される場合は必ずその都度事前に，著者・発行者（所）の許諾を得てください。スキャニング、デジタル化は一切認められません。

© Printed in Japan, 2014
ISBN978-4-902630-22-0